RAPPORT MÉDICAL

DE

L'AMBULANCE INTERNATIONALE

GIRONDINE

par les docteurs

Albert DEMONS

CHIRURGIEN-ADJOINT A L'HÔPITAL SAINT-ANDRÉ DE BORDEAUX

et

Louis LANDE

PROFESSEUR-SUPPLÉANT A L'ÉCOLE DE MÉDECINE DE BORDEAUX

Chirurgiens-Majors.

Mémoire lu à la Société médico-chirurgicale des hôpitaux de Bordeaux,
le 5 mai 1871.

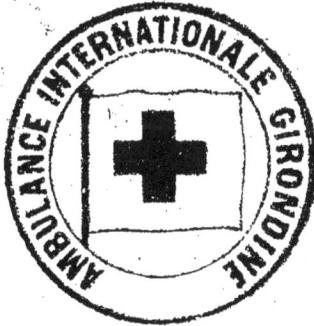

BORDEAUX

IMPRIMERIE G. GOUNOUILHOU
11, RUE GUIRAUDE, 11.

1871

RAPPORT MÉDICAL

DE

L'AMBULANCE INTERNATIONALE GIRONDINE

RAPPORT MÉDICAL

DE

L'AMBULANCE INTERNATIONALE

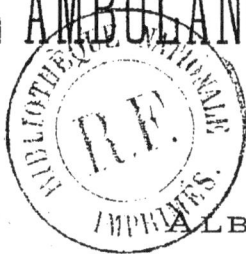

GIRONDINE

par les docteurs

Albert DEMONS

CHIRURGIEN ADJOINT A L'HÔPITAL SAINT-ANDRÉ DE BORDEAUX

et

Louis LANDE

PROFESSEUR-SUPPLÉANT A L'ÉCOLE DE MÉDECINE DE BORDEAUX

Chirurgiens-Majors.

Mémoire lu à la Société médico-chirurgicale des hôpitaux de Bordeaux,
le 5 mai 1871.

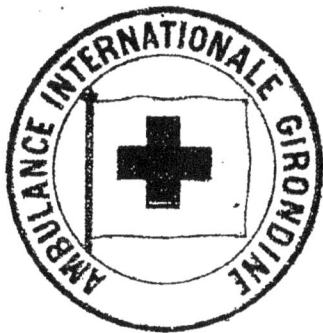

BORDEAUX

IMPRIMERIE G. GOUNOUILHOU
rue Guiraude, 11.

——

1871

À LA MÉMOIRE

DE

M. FRANCIS DE LUZE

Directeur de l'Ambulance internationale girondine

Mort à La Flèche le 15 février 1871.

RAPPORT MÉDICAL

DE

L'AMBULANCE INTERNATIONALE GIRONDINE

———

MESSIEURS,

Après six mois de guerre, six mois de désastres continus, la science, qui non seulement résiste à ces terribles épreuves, mais en sort et plus pure et plus forte, la science doit maintenant compter les enseignements puisés dans nos malheurs et tirer des leçons de notre deuil.

Mêlés pour une faible part à ces tristes événements, nous avons pu, pendant une campagne de trois mois, faire quelques études que nous venons soumettre à votre haute appréciation. Ce sont, avec leurs pareilles, les seules épaves que notre malheureuse France puisse recueillir après la tourmente par laquelle elle a failli être engloutie.

L'Ambulance girondine n'avait admis dans son sein que des volontaires : 27 personnes la composaient, et elle amenait avec elle un matériel de 8 voitures et 15 chevaux.

Le service médical dont nous avons seulement à nous occuper ici était assuré par deux chirurgiens-majors, les docteurs Demons et Lande; un pharmacien-major, M. Larnaudie; cinq aides, MM. Dussutour, Descomps, Bossuet,

Sabourin, Courrégelongue; six sous-aides, MM. Harréguy, Martinet, Pages, Ducourneau, Momméja, Bertet.

Nous étions, grâce aux souscriptions privées et au concours bienveillant de la Société de secours aux blessés, amplement pourvus de linge de pansement, de médicaments et d'instruments de chirurgie.

Nous partîmes le 17 décembre 1870, et désireux, suivant notre programme, de venir en aide à nos compatriotes girondins, nous nous rendîmes à Bourges où se trouvait, nous avait-on dit, un bataillon de nos mobiles. Il n'en était rien. Nous fûmes attachés, dès notre arrivée et à titre militaire, à la 3e division du 15e corps d'armée, et chargés par intérim du service des évacuations à l'ambulance du Manége et à la gare de Bourges.

Peu de jours après, le quartier général de la division fut transporté à Mehun-sur-Yèvre où, vu la rigueur de la saison, les troupes furent cantonnées, et l'ambulance s'établit dans plusieurs locaux fournis par la commune. L'école laïque, celle des Frères, devinrent bientôt insuffisantes, et il fallut placer des malades dans des chambres de maisons particulières. A peine installée, en effet, l'ambulance fut envahie par des malheureux soldats dont on ne saurait se figurer l'état de misère.

Ils arrivaient de tous côtés à la fois, hâves, déguenillés, couverts de boue sèche qui les recouvrait comme d'une carapace. Un petit nombre seulement provenait des régiments qui composaient la division à laquelle nous étions attachés; ceux-là du moins s'étaient repliés en bon ordre après les malheureuses affaires d'Orléans, et n'avaient pas perdu leur corps. La plupart étaient des soldats débandés, ignorants presque tous de leur corps d'armée, sachant à peine le numéro de leur régiment, quelques-uns n'ayant de mémoire que pour leur numéro matricule ou pour celui de leur escouade. Tous fuyards que l'ennemi dédaignait de recueillir sur les grandes routes, ils avaient semé les chemins de leur fourniment; et démunis de tout, traînant avec peine un fusil et quelques cartouches bien inutiles entre leurs mains et souvent abandonnés à leur tour, ils venaient s'abattre sur notre ambulance.

On avait le cœur brisé à la vue de cette adynamie physique et morale; c'est à peine si nous pouvions recueillir de ces malheureux les renseignements nécessaires pour établir leur identité, pour reconnaître leur maladie. Étendus sur leur couche de paille, ils étaient plongés dans un état de torpeur, d'hébétude, dont nous avions grand peine à les tirer. C'était la dépression qui succède à la défaite.

Nous avons voulu vous donner ces détails, non pour montrer un lamentable mais vrai tableau de l'état de nos malades, mais pour vous faire comprendre quelle était la forme dominante dans toutes les affections : l'adynamie, l'adynamie la plus profonde.

Nous avons séjourné jusqu'au 30 décembre à Mehun, et y avons recueilli plus de 600 malades; mais pour toutes les causes énumérées plus haut, et auxquelles il faut joindre l'encombrement, nous n'avons pu prendre des notes que sur 384 d'entre eux.

La plupart ne demeurèrent que quelques jours soumis à nos soins : force était, la place nous manquant absolument, de faire tous les deux jours des évacuations sur Bourges, d'où les malades étaient ensuite dirigés sur les villes plus éloignées du théâtre de la guerre.

Les affections dominantes étaient celles des voies respiratoires, et ce que nous avons dit de la position matérielle de ces malheureux suffit pour expliquer cette prédominance, surtout si l'on songe qu'à cette époque la température s'abaissa, la nuit et pendant une huitaine, jusqu'à 15° au dessous de zéro, et que la température maxima, de midi à trois heures, oscillait entre 4° et 8°.

Vinrent après les affections des voies digestives, en particulier la diarrhée, et quelques cas de fièvre typhoïde. Le froid, la mauvaise nourriture, sans doute aussi l'usage d'une eau peu propre à servir de boisson, nous donnent la raison de la fréquence de la première de ces affections. Les cas de fièvre typhoïde furent peu nombreux, l'affection ne revêtait nullement la forme épidémique. Quelques cas de rhumatisme viennent encore achever de caractériser la constitution médicale de cette époque.

Enfin, la variole, qui a suivi nos soldats sur tous les champs de bataille et s'est introduite avec eux dans nos campagnes jusque-là à l'abri de ce fléau, n'a pas manqué d'apparaître, et comme toujours, portant des coups aussi subits que terribles.

Le tableau suivant indique le nombre des affections précédentes que nous avons pu observer pendant notre séjour à Mehun.

Affections des voies respiratoires : bronchite, pneumonie, pleurésie, etc..................... 159
Affections des voies digestives : dysenterie, fièvre typhoïde, etc....................... 38
Rhumatisme............................ 26
Variole................................ 27
Epuisement 56

Ce tableau ne donne qu'un total de 306 malades; les autres ne présentaient que des affections sans gravité, mais qui les mettaient dans l'impossibilité de continuer leur service : plaies ou ampoules aux pieds, congélation légère d'un ou plusieurs orteils, etc.

Nous n'avons eu à enregistrer que cinq décès : un par suite d'une pneumonie double, qui était déjà à la seconde période quand le malade vint réclamer nos soins, et qui amena deux jours après une terminaison funeste; un second par une fièvre typhoïde, à forme ataxo-adynamique; le malade nous avait été remis à l'agonie par l'ambulance de la 2ᵉ division.

Enfin, les trois autres par variole hémorrhagique.

Là encore nous avons pu constater la justesse de cette remarque, que ce sont les sujets les plus vigoureux qui sont le plus rapidement emportés. Les trois varioleux qui ont succombé étaient, en effet, des jeunes hommes qui semblaient beaucoup mieux conservés que leurs camarades. Chez tous les trois, il y a eu des hématémèses extrêmement abondantes, tandis que la peau complètement cyanosée, comme si la surface du corps n'avait formé qu'une vaste ecchymose noirâtre, ne présentait que fort peu de traces de l'éruption variolique normale.

Nous ne devons pas oublier de mentionner que, dès l'apparition de la variole, nous avons isolé les malades qui en étaient atteints. Une maison, située à plus d'un kilomètre des salles de l'ambulance, leur fut réservée, et un aide et un sous-aide furent spécialement attachés à ce service.

On s'étonnera, sans doute, du petit nombre de décès enregistrés, vu la gravité des affections observées; aussi devons-nous rappeler que la plupart de nos malades n'ont séjourné à l'ambulance que quelques jours. Nous étions, en effet, obligés de les évacuer, bien que sérieusement atteints, et les dangers du voyage étaient compensés et au delà par la possibilité où ils se trouvaient bientôt placés de recevoir des soins matériels que, malgré tout notre bon vouloir, nous ne pouvions leur donner.

Une couche de paille, un maigre bouillon sans légumes, et pour les plus valides un peu de viande bouillie de vache plus maigre encore, tels étaient le logement et le régime que nous partagions avec nos malheureux soldats. On comprend avec quel empressement nous nous efforcions de leur faire gagner des stations plus favorisées, où du moins on pouvait leur donner un lit et une nourriture mieux en rapport avec leurs besoins.

Nous n'espérions pas à Mehun faire œuvre de chirurgie; cependant un accident nous donna occasion de pratiquer une petite opération. Un engagé volontaire de dix-huit ans astiquait son chassepot : l'arme avait été chargée et armée à son insu par un camarade imprudent. Par suite d'un choc sur la gâchette, le coup partit, et la balle traversa l'index gauche qui reposait sur l'extrémité du canon. La phalangine était brisée, l'extrémité du doigt ne tenait plus que par deux petits lambeaux de peau noircie et contuse. On enleva cette partie mutilée, et l'on resequa la phalangine immédiatement en avant de l'articulation. Quelques bandelettes de diachylon firent tous les frais du pansement, avec un peu de charpie imbibée d'eau-de-vie camphrée. Six jours après, quand nous évacuâmes le blessé, il était en bonne voie et n'avait présenté aucun accident.

Le 30 décembre, l'ambulance militaire disparue que nous remplacions rejoint sa division; nous lui remettons ses malades. Devenus libres, nous avons encore à opter sur la direction à prendre. Des avis venus de Bordeaux nous apprennent que toute la garde mobilisée est dirigée vers l'Ouest; nous nous décidons à aller du côté de Tours. Mais les Prussiens occupent plusieurs points du chemin direct de Bourges à Tours; nous sommes donc obligés de faire un long détour par Issoudun, Châteauroux, Loches, etc., bien que le froid rigoureux et une neige épaisse qui couvre les routes rendent cette expédition des plus pénibles.

Nous arrivons à Tours le 5 janvier. Grâce à M. de Flavigny, nous sommes aussitôt attachés, à titre militaire, à la

2ᵉ division du 16ᵉ corps en ce moment à Château-Renault. Le lendemain, le canon tonne toute la journée; nous rejoignons notre corps, et à peine arrivés à Château-Renault, nous établissons l'ambulance au château de la Boisnière.

Quelques malades, mais surtout des blessés des combats de Saint-Aman et Villeporcher, garnissent bientôt nos salles au nombre de 67. Les affections médicales sont peu nombreuses, mais elles démontrent encore la constitution médicale déjà observée à Mehun : ce sont surtout des bronchites, une pneumonie, trois varioles. Elles n'ont pas occasionné de décès.

Les affections chirurgicales offrent plus d'intérêt et aussi plus de variété. Quelque triste que soit le spectacle de toutes ces blessures, notre orgueil national se relève à la vue des courageux mobiles de l'Isère que nous avons recueillis sur le champ de bataille de Villeporcher, où ils avaient seuls soutenu le choc de l'ennemi, et qui, une fois l'enivrement de la lutte passé, supportaient avec une bravoure plus rare encore les opérations et les pansements les plus douloureux.

Nous inaugurâmes, dès le premier jour, le système que nous nous proposions de suivre pendant notre campagne chirurgicale : celui de la conservation, nous dirions presque de la conservation quand même. Nous aurons, du reste, occasion de revenir sur les motifs qui nous guidaient, les moyens que nous avons employés, enfin sur les résultats obtenus.

C'est ainsi qu'à Château-Renault nous limitâmes à l'extraction de quelques esquilles, à l'agrandissement de la plaie pour favoriser l'écoulement du pus, à l'emploi d'appareils appropriés, notre intervention dans une fracture de la clavicule, une fracture de l'avant-bras, une fracture du calcanéum, et plusieurs autres plaies compliquées.

L'état satisfaisant dans lequel demeurèrent ces malades

pendant les quelques jours qu'ils furent sous notre direction vint nous encourager encore à persister dans la voie que nous nous étions tracée.

En outre de ces blessures graves, nous en eûmes un certain nombre bien dignes d'attention, parmi lesquelles plusieurs nécessitèrent une intervention chirurgicale plus active. Nous ne parlerons que pour mémoire de plusieurs extractions de balles, mais nous donnerons quelques détails sur les faits suivants :

Médius gauche enlevé. — Désarticulation métacarpophalangienne.

A..., mobile de l'Isère, a été frappé à la main gauche par une balle qui a enlevé le médius au niveau de l'articulation phalango-phalanginienne. La contusion violente des parties molles ne permet pas une simple resection de la phalange que les lambeaux ne parviendraient pas à recouvrir. Il faut de toute nécessité pratiquer la désarticulation métacarpophalangienne.) Deux lambeaux latéraux, deux ligatures, bandelettes de toile-dieu, pansement à la charpie sèche.) Dès le lendemain, le blessé se levait; il fut laissé en bonne voie de guérison.

Fracture des trois derniers métacarpiens de la main gauche. — Amputation partielle de la main.

B..., mobile de l'Isère, a été blessé par deux balles : l'une a traversé la cuisse droite d'avant en arrière, vers sa partie moyenne et interne, elle n'a intéressé que les parties molles; l'autre a frappé la main gauche au niveau de l'extrémité supérieure du cinquième métacarpien, et, traversant horizontalement la main, est venue sortir entre l'index et le médius. Les trois derniers métacarpiens sont fracturés comminutivement;

bien que la blessure ne remonte qu'à deux ou trois heures, la main est déjà très tuméfiée, et, au moindre contact, on sent une crépitation qui indique la présence de nombreuses esquilles; en outre, la face dorsale de la main présente un sillon noirâtre sur le trajet de la balle, et les doigts retombent dans la flexion; l'extension est impossible. En présence de tous ces symptômes qui indiquent une fracture comminutive des métacarpiens, une tendance au sphacèle et une section des extenseurs, l'amputation partielle de la main est décidée. Les trois derniers métacarpiens et les doigts correspondants sont enlevés, les parties molles sont taillées de façon à former deux lambeaux semi-lunaires, l'un dorsal, l'autre palmaire. Le premier métacarpien est indemne, et les tendons de l'index, en particulier celui de son extenseur, sont respectés. (Quatre ligatures, bandelettes de toile-dieu, charpie sèche, pansement au bout de trois jours, puis tous les deux jours.) .

Le malade, quoiqu'ayant eu un peu de fièvre, est laissé en fort bonne voie. La plaie de la cuisse n'offre rien à noter.

Fracture du crâne. — Redressement du fragment enfoncé.

Au moment où les Prussiens occupaient Château-Renault, quelques soldats qui quittaient la ville, se voyant sur le point d'être pris, se retournent une dernière fois et font feu sur l'ennemi. Les Prussiens ripostent par un feu de peloton; plusieurs hommes tombent; en particulier, C..., qui est laissé pour mort. Quelques instants après, des habitants de la localité, accourus pour porter secours, s'aperçoivent qu'il respire encore et le transportent dans une maison voisine où ont été déjà recueillis plusieurs blessés.

Nous voyons ce malheureux environ deux heures après : il est plongé dans le coma le plus complet; sa respiration est

stertoreuse et il est insensible à toute excitation extérieure.
La tête est couverte de sang, nous la débarrassons des caillots
qui cachent la blessure et nous découvrons une plaie contuse
de cinq centimètres de long environ, dirigée d'avant en
arrière et située sur le sommet même de la tête, un peu à
droite de la suture lambdoïde. Le doigt introduit au fond de
la plaie fait reconnaître qu'un fragment du pariétal, régulièrement elliptique, de deux centimètres de long sur un de
large environ, est enfoncé à près de huit millimètres.

C... a été blessé évidemment par une balle, qui ricochant
sur son vertex, a enfoncé la portion d'os sur laquelle elle a
frappé.

Une indication se présente : redresser le fragment déprimé.
Après quelques essais infructueux, nous y parvenons au
moyen d'une simple spatule ; puis, la place est nettoyée avec
soin et pansée à la charpie sèche. Le blessé a paru s'apercevoir à peine de notre intervention.

D'autres soins nous appelant ailleurs, nous le quittons
aussitôt après cette opération ; mais le lendemain matin, à
notre seconde visite, nous le trouvons mangeant la soupe.
Deux heures après notre départ il avait, nous dit-on, repris
connaissance, mais sans recouvrer les mouvements, puis,
peu à peu, ceux-ci étaient revenus, et c'est à peine s'il restait
le lendemain un peu de gêne et de lenteur. Cet état ne fit
que s'améliorer pendant la journée, et six jours après, quand
nous abandonnâmes ce blessé, il n'avait présenté aucun
accident.

Deux cas de mort vinrent pourtant attrister ces premiers
succès : tous deux produits par des plaies pénétrantes de
l'abdomen. Les malheureux qui en étaient atteints avaient
été blessés en même temps et d'une façon presque identique.
C'étaient encore deux mobiles de l'Isère. Au moment où,
forcés de se replier à la fin du combat de Valleporcher, ils

gagnaient un petit bois, un feu de peloton vint les frapper par derrière. Chez tous les deux la balle, après avoir fracturé l'os iliaque à sa partie postérieure, était allée se perdre dans l'abdomen. Ils moururent tous les deux de péritonite, malgré l'emploi des moyens thérapeutiques appropriés, l'un en trente-six, l'autre en quarante-huit heures.

Ce furent là les deux seuls décès que nous eûmes à enregistrer à Château-Renault.

Mais, tandis que nous prodiguions nos soins à nos blessés, les événements marchaient et le flot montant de l'ennemi envahissait peu à peu le terrain autour de nous. Deux jours après, nous entendions parler de retraite, et le 9 janvier au matin nous savions, à n'en pas douter, que le quartier-général et l'intendance de notre division se repliaient vers le Mans. Les chemins étaient encore libres; nous pouvions nous aussi nous retirer, et échapper à la domination prussienne. Mais nous avions soixante-sept malades ou blessés, devions-nous les abandonner ainsi sans soins ou leur laisser une simple délégation?

A l'unanimité, il fut décidé que l'Ambulance girondine ne se diviserait pas, qu'elle demeurerait où son devoir l'attachait, devoir rendu plus sacré encore par les nouvelles difficultés apportées à son accomplissement.

Cette résolution était à peine prise depuis quelques heures que nous voyions apparaître l'avant-garde ennemie; peu d'instants après un bataillon venait occuper le château dans lequel nous étions établis et nous reléguait dans les combles.

Mais ce n'est pas ici le lieu d'exhaler des doléances et des regrets qui ne nous sont jamais venus à la pensée. Qu'il nous suffise de dire que si jamais ville, bourg ou village ont été traités en pays conquis, c'est bien Château-Renault et, en particulier, le château de La Boisnière. Combien de fois,

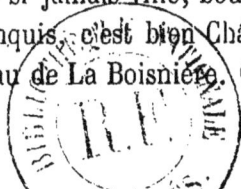

2

au contraire, nous nous sommes félicités, au milieu des difficultés sans nombre de la vie pendant les jours suivants, d'être demeurés pour sauvegarder tous les intérêts de nos blessés. Nous pûmes, en effet, continuer à les nourrir, à les soigner, mais sous le contrôle jaloux de nos confrères allemands, qui, mettant leur finesse d'observation au service de la police soupçonneuse de leur pays, venaient chaque jour s'assurer que nos appareils recouvraient bien des membres fracturés, et que c'était bien du sang français qui tachait nos linges de pansement. A peine quelques-uns eurent-ils la pudeur de ne pas mettre le doigt dans les plaies pour se convaincre de leur réalité.

Cette inquisition était pour nous plus pénible encore que toutes les obsessions matérielles auxquelles nous étions en butte. Que nous eussent importé nos fourgons défoncés, nos caisses de pharmacie brisées, notre linge à pansement dispersé sur le sol, nos vêtements pillés, nos provisions de bouche englouties, notre vin répandu sur la terre, nos chevaux chassés des écuries et obligés de camper sous un froid de dix degrés, dans un pied de neige, et par des nuits de tourmente! Mais il fallait chaque jour être en contact avec les ennemis de notre patrie, subir leur morgue hautaine et entendre sans murmurer un hauptman ivre de vin et de colère nous menacer de la fusillade.

Cependant, un nouveau malheur devait frapper nos armées: les troupes massées autour du Mans, et sur lesquelles nous fondions encore quelque espérance, étaient à leur tour débordées par les épais bataillons allemands. Le 13 janvier, avec cette fatale nouvelle, nous apprenions que de nombreux blessés, abandonnés sur les champs de bataille, manquaient de soins; les médecins prussiens, surchargés de travail, ne pouvant s'occuper d'eux.

A ce moment, une nouvelle ligne de conduite s'offrait à

nous. Nos blessés étaient en bonne voie de guérison ; à Château-Renault, grâce au zèle de M. Foucher, président, et de M. Pelletreau, membre du comité de secours (qui depuis, victime de son dévouement, a succombé à la variole), une ambulance civile pouvait recueillir les plus gravement atteints. Des voitures envoyées par M. de Flavigny devaient transporter à Blois ceux auxquels des blessures plus légères permettaient ce déplacement. Grâce à cette combinaison, nos blessés n'avaient pas à souffrir, et nous nous trouvions libres d'aller porter plus loin et à de plus malheureux notre secours et nos ressources.

Après nous être engagés sur l'honneur à ne pas nous écarter de notre route et à ne pas nous occuper des mouvements militaires, nous obtînmes du général de Hartman, qui commandait à Château-Renault, un laissez-passer pour le Mans. Nous partîmes quand nous fûmes assurés du sort de nos blessés, mais de nouvelles difficultés nous attendaient en route. Nous espérions nous rendre au Mans en deux jours ; il en fallut cinq. Nos chevaux, dont nous dûmes augmenter le nombre pendant le voyage, ne pouvaient traîner nos voitures ; nous faisions cependant les étapes à pied pour les soulager, mais une couche de neige de un à deux pieds d'épaisseur, un froid de six à huit degrés, une nourriture insuffisante expliquent et au delà la lenteur de notre marche.

A la dernière étape, notre directeur se détacha avec l'un de nous, alla au Mans, et s'enquit des besoins de la ville et des localités voisines. Nous apprîmes alors que notre présence serait surtout utile à Changé, puis à Parigné-l'Évêque et à Champagné. Le départ fut aussitôt résolu pour la première de ces localités, qui se trouvait à égale distance des deux autres et du Mans, et où les blessés étaient en fort grand nombre.

Nous devions passer, pour nous y rendre, par Parigné-l'Évêque, et nous pûmes nous assurer par nous-mêmes des nécessités de la position. Le Dr Fournier, maire de cette commune, où un combat très acharné s'était livré les 10 et 11 janvier, et dont la plupart des maisons portaient des traces nombreuses, les docteurs Glatigny, major au 39e, Marchand, des mobiles de Maine-et-Loire, et M. Lagarde, des mobiles du Lot, faits prisonniers au chevet de leurs blessés, avaient à soigner 150 soldats environ. Tous ces malheureux avaient été recueillis dans les maisons particulières, avec un patriotisme qui fait le plus grand honneur aux habitants de la localité. Cette dispersion rendait le service fort pénible et occasionnait une grande perte de temps; les chirurgiens dont nous venons de citer les noms, et qui se prodiguaient, étaient écrasés par leur tâche.

Un aide et un sous-aide furent laissés à Parigné, avec quelques réserves en linge de pansement et médicaments, qui commençaient à manquer. Nos délégués eurent d'abord à s'occuper en propre d'une quarantaine de blessés; mais au bout de quelques jours, par suite du départ des chirurgiens militaires qui regagnèrent leur corps, ce nombre monta à 92.

A Changé, où nous arrivâmes bientôt, le nombre des victimes était beaucoup plus considérable. Deux chirurgiens militaires, le Dr Drioux, major au 62e de marche, et le Dr Charton, aide-major au 37e de marche, faits prisonniers le 10 janvier, tandis qu'ils donnaient des soins à leurs blessés, ne pouvaient, malgré tout leur zèle et malgré un travail assidu de jour et de nuit, s'occuper d'eux tous. La moitié environ recevaient, ou plutôt étaient censés recevoir des soins de l'ambulance prussienne. C'est un point sur lequel nous allons revenir. Jusqu'au 2 février, les Drs Drioux et Charton furent nos collaborateurs; nous leur devons ici un témoignage de notre haute estime si bien méritée par leur caractère, leur science et leur dévouement.

Dès notre arrivée, nous nous hâtâmes de revendiquer le droit de soigner ceux de nos compatriotes qui étaient jusque-là confiés à l'ambulance prussienne. Beaucoup de ces malheureux n'avaient encore reçu que des soins dérisoires. Après un premier pansement, la plupart avaient été laissés à la direction d'infirmiers (?) qui, par des méthodes à eux, simplifiaient singulièrement la chirurgie. C'est ainsi que nous trouvâmes telle fracture comminutive de cuisse pansée avec trois brins de charpie maintenus par deux bandelettes de toile-dieu en croix, et tous les autres à l'avenant.

A Champagné se trouvait une autre ambulance organisée et dirigée, au milieu des plus grands périls et des plus sérieuses difficultés, par les Drs Bachelot et Porson des mobilisés de la Loire-Inférieure. Après leur avoir fourni des secours en nature, nous nous chargeâmes de leurs blessés les plus gravement atteints; nous nous trouvâmes alors à la tête d'un service de 248 blessés.

Enfin, le 26 février, l'Ambulance girondine fut chargée, par la municipalité du Mans, de l'ambulance de la maison Poulin, où nous eûmes encore à nous occuper de 69 blessés, auprès desquels nous déléguâmes un aide et deux sous-aides. Nous faisions à tour de rôle des tournées dans nos deux succursales de Parigné et du Mans.

Ainsi, 92 à Parigné, 248 à Changé, 69 au Mans, en tout 409 blessés français, ont reçu les soins de l'Ambulance girondine pendant son séjour dans le département de la Sarthe.

Passons maintenant en revue les divers genres de blessures qui ont été observées, les opérations qu'elles ont nécessitées, non compris un grand nombre d'extractions de balles ou d'esquilles qui n'ont pas constitué à proprement parler des resections, et enfin examinons les résultats de ces opérations.

Plaies de tête avec fracture.

Crâne......... 2   Morts........... 1
Face.......... 8   —   2

Les deux blessés atteints de fracture du crâne avaient été frappés au sommet de la tête. Chez l'un, par suite de l'enlèvement d'une esquille, on a pu voir les battements du cerveau pendant plus de vingt-cinq jours. Au début, il y eut paraplégie complète ; mais la plaie guérie, cette paralysie disparut peu à peu. Quand le blessé quitta l'ambulance, il marchait assez facilement avec l'appui d'une simple canne.

Le second, chez lequel on avait eu à extraire du cerveau lui-même, où elles étaient enfoncées, une longue esquille et la balle divisée en deux fragments, le second, disons-nous, n'eut qu'une très légère hémiplégie à gauche, mais il présenta de la perversion de l'appétit. Sa faim et sa soif ne pouvaient être assouvies ; il engloutissait tout ce qui lui tombait sous la main, tout lui était bon. Il avait déjà acquis un embonpoint excessif, quand, après quinze jours, il succomba en quatre-vingt-six heures à une méningite.

Les plaies de la face, quoique la plupart très graves, ont guéri assez rapidement. Deux d'entre elles ont cependant amené la mort :

La première était une plaie de l'œil avec fracture de la paroi externe de l'orbite ; le blessé a succombé au tétanos. (V. page 63.)

La seconde comprenait une fracture du maxillaire inférieur à droite, une vaste plaie de la langue et une fracture du maxillaire supérieur et de l'os palatin gauche. Le blessé n'a pu résister à l'intoxication lente, résultat de l'absorption continue du pus fétide produit par la plaie qui le défigurait.

Deux autres plaies de la face méritent d'être signalées pour leurs conséquences. L'une d'elles fut produite par une balle qui, traversant le sommet de la face directement d'une région temporale à l'autre, avait tronqué par son passage les deux pyramides orbitaires. Le nerf optique, tous les autres organes contenus dans l'orbite, avaient été coupés à leur entrée dans cette cavité. Les deux globes oculaires, chassés en avant, furent bientôt entraînés par la fonte purulente. Il n'y eut pas le moindre accident, pas de fièvre, à peine quelques douleurs de tête, et le malheureux, qui avait été si subitement plongé dans les plus épaisses ténèbres, trouvait encore des plaisanteries pour remercier ses camarades qui lui prodiguaient une foule d'attentions.

La seconde de ces blessures curieuses de la face est décrite dans l'observation suivante.

Plaie de la face. — Fistule parotidienne. — Guérison.
(Notes recueillies par M. Sabourin.) (¹)

B... a été atteint le 10 janvier, au combat de Parigné-l'Évêque, par un éclat d'obus qui lui a labouré la joue droite à sa partie moyenne, a enlevé en partie le lobule de l'oreille, et enfin a légèrement entamé la peau au niveau de l'apophyse mastoïde. Cette plaie contuse ne présente aucun caractère particulier de gravité; mais, dès les premiers jours, on remarque, en faisant le pansement, que sur la joue

(¹) Les notes nécessaires à la rédaction des observations relatées dans ce Mémoire ont été recueillies jour par jour par nos aides et nos sous-aides. Si tous leurs noms ne figurent pas à la suite de ces observations, c'est que l'importance du service rendit indispensable une division du travail donnant à chacun des attributions diverses. Mais nous devons à tous, en rendant hommage à leur savoir et à leur zèle, de sincères remercîments pour leur concours intelligent et dévoué.

coule un liquide clair et visqueux comme de la salive. Il est impossible de découvrir l'ouverture par laquelle a lieu cet écoulement. Une fois la plaie détergée, le pansement à la charpie sèche employé jusque-là est remplacé par un pansement par occlusion au moyen de bandelettes de diachylon régulièrement embriquées.

Quatre jours après l'application de ce petit appareil, le blessé se plaint d'une douleur fort vive au dessous de l'oreille gauche, et prétend y sentir une grosseur. En effet, une tumeur fluctuante du volume d'une grosse noix s'est formée au dessous de l'oreille; elle est assez douloureuse à la pression, mais elle ne présente pas, à proprement parler, de rougeur inflammatoire. Nous supposons que la salive, ne pouvant plus s'écouler librement sur la joue, et ayant sans doute ses voies excrétoires gênées par l'application trop exacte des bandelettes, a reflué et a formé un petit kyste. Nous enlevons la toile-dieu, et, en effet, une légère pression vide complètement cette tumeur dont le contenu est bien salivaire. De nouvelles bandelettes sont appliquées sur la plaie, qui se rétrécit peu à peu. L'écoulement de salive diminue en même temps que la guérison se prononce bientôt. On n'emploie plus que de la charpie sèche pour le pansement. Enfin, au bout d'une vingtaine de jours, quelques cautérisations au nitrate d'argent suffisent pour faire fermer complètement la plaie et tarir l'écoulement de salive par cette voie anormale.

Plaies du tronc.

Plaies pénétrantes de poitrine	15	Morts..	4
Plaies non pénétrantes avec fracture.	2	— ..	»
Plaies pénétrantes de l'abdomen	6	— ..	1
Fracture de la colonne vertébrale	1	— ..	1

· Les plaies pénétrantes de poitrine sembleraient, d'après ce tableau, ne pas avoir l'excessive gravité qu'on leur attribue; mais il faut se rappeler que beaucoup de ceux qui restent morts sur le champ de bataille sont atteints de cette sorte de blessure. Une hémorrhagie extrêmement abondante, tant par la plaie que par les voies aériennes, est en effet ici l'accident le plus commun. La plupart des blessés y succombent en quelques instants, ce qui n'étonne pas, si l'on songe au volume et au nombre considérable des vaisseaux pulmonaires. Chez ceux qui résistent, l'hémorrhagie se renouvelle en général pendant deux, trois, quatre jours, et finit par les laisser exsangues. Si alors il ne survient pas de complication pulmonaire, et celles qui se présentent le plus souvent sont la pneumonie et la pleurésie, la guérison est très prompte.

Parmi nos blessés qui ont péri, trois ont succombé à ces complications, le quatrième à un accès de fièvre pernicieuse (voir page 61). Tous les autres ont guéri, quelques-uns même très rapidement.

Nous citerons un seul cas de ce genre de blessures qui s'est comporté ainsi que nous venons de l'indiquer, et a, en outre, présenté quelques phénomènes particuliers qui ne font qu'en accroître l'intérêt.

Plaie pénétrante de poitrine. — Pleurésie purulente. — Injections iodées. — Guérison. (Notes recueillies par M. PAGES.)

S... a eu la poitrine traversée de part en part par une balle qui l'a atteint au niveau du sein droit. Immédiatement après la blessure, hémorrhagie par les deux plaies et hémoptysie tellement abondante que le sang s'échappe également par le nez. Cet écoulement persiste toute la nuit et laisse le blessé à peu près exsangue. Un pansement à la charpie sèche et un bandage de corps sont appliqués le lendemain. Réaction légère, quelques quintes de toux qui, pendant les premiers jours, amènent encore un peu de sang. Les deux plaies se comportent fort bien.

Cependant, au bout de quelques jours, on remarque que tandis que la plaie postérieure ne donne que fort peu de suppuration, il s'en écoule une quantité fort notable par la plaie antérieure. Bientôt, la première se ferme, et la quantité de pus qui s'échappe à chaque pansement de la seconde est d'environ 2 à 300 grammes. Le blessé a parfois un peu de fièvre, qui coïncide chaque fois avec une augmentation de la suppuration. Il présente tous les symptômes d'un hydropneumothorax circonscrit; bientôt il apprend à provoquer l'évacuation complète du pus contenu dans sa plaie. Il fait une inspiration profonde, puis un effort violent pendant lequel le pus s'échappe avec force par la plaie antérieure.

Tant qu'il y eut de la fièvre, nous nous contentâmes de maintenir les forces du blessé au moyen de toniques, quinquina et alcool, et d'une nourriture réparatrice. La fièvre calmée, nous eûmes recours pour tarir l'écoulement aux injections iodées. Tous les trois ou quatre jours nous lavions la plaie avec un mélange d'eau et de teinture d'iode dans la proportion de 1 sur 10 environ. En peu de jours nous obtînmes une diminution notable de la suppuration, qui avait toujours été, du reste, de fort bonne nature. L'état général ne laissait également rien à désirer; S... a quitté l'ambulance dans les premiers jours de mars, à peu près guéri. La plaie postérieure était cicatrisée; l'autre était réduite à l'état de fistulette, ne donnant que quelques gouttes de pus dans les vingt-quatre heures.

Il n'y a jamais eu de pus rejeté par la bouche.

Les plaies de poitrine non pénétrantes ont été assez nom-

breuses, mais elles n'ont offert aucun intérêt particulier ;
elles rentraient presque toutes dans la catégorie des lésions
simples des parties molles ; le tableau précédent ne men-
tionne que les deux plus importantes qui s'accompagnaient
de fracture.

Pour la première, il y avait fracture de la clavicule ; le
blessé a parfaitement guéri.

La seconde, fort curieuse et également suivie de guérison,
fait l'objet de l'observation suivante :

*Fracture des deux clavicules et de la fourchette du sternum. —
Fistule trachéale. — Hémorrhagies. — Guérison.* (Notes
recueillies par M. Bossuet.)

C..., du 1er bataillon des mobilisés de Nantes, a été conduit dans notre ambulance le 6 février ; il venait de Champagné où nous avions eu déjà l'occasion de l'examiner ; mais
les fatigues du voyage, bien que les blessés fussent transpor-
tés couchés et au petit pas, semblaient avoir complétement
épuisé ses forces.

La blessure de C... est des plus graves. Il a été frappé près
de l'église de Champagné presque à bout portant ; la balle a
d'abord traversé les parties molles du bras droit, en avant de
l'humérus, est entrée au dessous de la clavicule droite, a
brisé l'extrémité interne de cet os, enlevé toute la fourchette
du sternum, brisé l'extrémité interne de la clavicule gauche
et est enfin sortie au dessous de celle-ci, au niveau de son
tiers externe. Un pansement à la charpie sèche a été appliqué
dès le soir sur cette affreuse blessure, qui avait occasionné
une abondante hémorrhagie sans qu'il ait été nécessaire de
faire des ligatures. Au bout de quelques jours, les parties
molles contuses s'éliminant, il reste une large perte de
substance de plus de 20 centimètres de long, sur 8 ou 10 de

large, dans laquelle font saillie les deux clavicules et le sternum complétement désunis. Au fond, on voit battre la crosse
de l'aorte, le tronc brachio-céphalique; on aperçoit la trachée
qui, pendant quelque temps, présente une petite fistule.

Au moment de son arrivée à Changé, C... est complètement épuisé par la suppuration extrêmement abondante qui
s'écoule de toute la surface de cette vaste plaie. Pour comble
de malheur, une hémorrhagie assez abondante se produit et
se renouvelle pendant les trois ou quatre jours suivants, sans
qu'il soit possible de découvrir d'où vient le sang; à la suite
de ces hémorrhagies, il y a eu subdélirium. Cependant,
comme les extrémités du sternum et des clavicules sont fort
irrégulières, elles sont sans doute pour quelque chose dans
la pathogénie de cet accident. Aussi, pour en éviter le retour,
nous recommandons à notre blessé l'immobilité absolue des
membres supérieurs, et nous lui administrons une potion
opiacée qui arrête une bronchite dont il était atteint. C... se
soumet avec la plus louable résignation à nos prescriptions;
sa toux se calme, plus de mouvements dans la plaie, plus
d'hémorrhagie. Au bout de quelques jours, les extrémités
nécrosées du sternum et des clavicules sont enlevées, la plaie
est dans toute son étendue recouverte de bourgeons charnus
de bonne nature.

Il importe de mentionner que dès le jour où C... avait été
confié à nos soins, nous l'avions soumis à un régime des
plus toniques : quinquina, vin vieux à haute dose, viande
rôtie ne lui avaient pas manqué; aussi fûmes-nous bientôt
délivrés des craintes que son état nous avait fait concevoir.
Rien, en effet, ne vint plus entraver la guérison. Le séton du
bras se ferma, la plaie de la poitrine alla se rétrécissant
chaque jour; le 17 mars, quand C... quitta l'ambulance pour
le Mans, elle avait à peine 2 centimètres de diamètre; quant
à l'état général, il ne laissait rien à désirer. Pendant son

séjour à Champagné, ainsi qu'à l'ambulance de Changé, le blessé a été exclusivement pansé avec de la charpie sèche maintenue par une simple compresse.

Les plaies pénétrantes de l'abdomen ont été curieuses à plus d'un titre; une seule a amené la mort par péritonite, mais nous devons rappeler ici ce que nous avons dit pour les plaies pénétrantes de poitrine. Combien il en est qui font périr le blessé sur le champ de bataille même et avant qu'il ait pu recevoir le moindre soin!

Deux de ces plaies de l'abdomen se sont accompagnées de hernie de l'épiploon qui, dans les deux cas, fut reséqué après quelques jours, lorsque des adhérences établies entre le pédicule et les lèvres de la plaie ne nous firent plus craindre sa rentrée dans l'abdomen. Nous citerons la plus intéressante de ces deux observations.

Plaie pénétrante de l'abdomen. — Hernie de l'épiploon. — Resection. — Guérison. (Notes recueillies par M. PAGÈS.)

M..., du 37ᵉ de marche, est transporté à l'ambulance française de Changé le 18 janvier. Il raconte qu'il a été pansé par les Prussiens le 10 janvier, jour où il a été blessé, mais que depuis il est demeuré sans soins. Le pansement consiste en un simple bandage de corps. Nous constatons une blessure de l'abdomen produite par une balle qui, entrée au niveau et à 3 centimètres à droite de l'ombilic, est allée sortir à la même hauteur en arrière, à 8 centimètres de la ligne médiane. M... nous dit qu'au moment où il est tombé il a éprouvé une douleur très vive dans le ventre, que l'hémorrhagie a été fort peu abondante; il n'a éprouvé ensuite que quelques tiraillements vagues, quelques coliques, mais pendant huit jours il a eu des vomissements incessants qui ne lui permettaient pas de garder une minute même une simple cuillerée de tisane.

Au moment où nous l'examinons, M... ne souffre presque plus; il n'a pas de fièvre, le ventre est peu douloureux, les plaies ont bon aspect, mais une toux assez fréquente fatigue notre blessé. (Potion calmante.) Le lendemain, pendant une quinte de toux, M... éprouve une violente crampe d'estomac, une sueur froide l'inonde, il a quelques coliques et des douleurs qui correspondent à la plaie postérieure.

Au pansement suivant nous trouvons la cause de ces accidents. L'épiploon est venu faire par la plaie postérieure une hernie considérable qui ne mesure pas moins de 12 centimètres de long. (Pansement à la charpie sèche; potion laudanisée.)

Au bout de quelques jours, quand nous estimons que des adhérences sont établies entre les lèvres de la plaie et l'épiploon, celui-ci conservant toute sa vitalité, nous procédons à sa resection. Un fil quadruple enserre sa base à 1 centimètre environ des téguments, chaque jour on imprime un mouvement de torsion à ce fil, de manière à diminuer l'anse qui embrasse la hernie. A chaque fois, le blessé accuse une assez vive douleur, s'irradiant jusqu'au creux épigastrique. (Pansement à la charpie sèche.) Quelques jours après, la hernie tombe en sphacèle; le moignon, qui fait une légère saillie, est vigoureusement touché avec le nitrate d'argent. Entre temps la plaie antérieure s'était fermée, dans les premiers jours de mars la cicatrisation de la plaie postérieure s'achevait, et M... nous quittait complétement guéri.

Une de ces plaies pénétrantes de l'abdomen s'accompagnait de plaie de l'estomac et guérit, ainsi que le témoigne l'observation suivante.

Plaie pénétrante de l'abdomen. — Plaie de l'estomac. — Guéri-
son. (Notes recueillies par M. BOSSUET.)

B..., du 37ᵉ de marche, est transporté à l'ambulance le
14 janvier ; son état est des plus graves. En proie à une
fièvre violente, il paraît cependant arrivé à la période la
plus avancée de l'anémie. Il raconte que, tombé le 10 sur le
champ de bataille de Changé, il a été transporté par un
camarade dans une maison où il est resté trois jours sans
autres soins qu'un peu de tisane, et qu'il a eu des hémorrha
gies fort abondantes contre lesquelles il est demeuré sans
défense.

B... a été frappé à l'abdomen au moment où il épaulait son
fusil ; la balle est entrée au dessous des fausses côtes, un peu
en dedans d'une ligne verticale passant par le mamelon, et
est sortie en arrière au même niveau. La plaie antérieure est
petite et ne donne lieu à aucun écoulement ; la plaie postérieure n'est pas plus étendue, mais il en sort du sang en
caillots mêlé à un peu de sérosité louche. (Pansement à la
charpie sèche.) Le ventre est peu douloureux, si ce n'est au
niveau de la blessure. (Potion laudanisée ; repos absolu ; bouillon.)

Les jours suivants une suppuration fort abondante s'établit
par cet orifice ; cependant, les phénomènes généraux se sont
amendés, pas de douleur de ventre, pas de fièvre ; l'appétit
revient, et l'on est obligé de permettre un régime plus subs-
tantiel, car le blessé accuse un assez vif appétit.

Nous nous étonnions de cette amélioration, et nous cher-
chions, sans arriver à une solution satisfaisante, quel avait
pu être le trajet de la balle qui nous paraissait avoir suivi
une ligne directe, quand, un matin, nous trouvons dans les
pièces de pansement des débris solides au milieu du pus

fétide très abondant fourni par la plaie postérieure. Nous les lavons, et nous reconnaissons des morceaux de carottes et de navets *parfaitement intacts*. Le blessé avait mangé quelque temps avant une soupe où ces légumes figuraient en assez grande quantité.

Le lieu de la blessure, et surtout l'état de parfaite conservation des débris alimentaires qui en étaient sortis, nous firent diagnostiquer une perforation de l'estomac. Les jours suivants, nous eûmes à plusieurs reprises occasion de retrouver dans le pansement des morceaux de viande, de pain, de fruits, qui enlevèrent tous nos doutes. L'état général du blessé était relativement satisfaisant, et bien que pendant quelque temps nous dûmes l'astreindre à un régime sévère, la plaie alla bientôt se rétrécissant, et ne laissa plus passage aux substances alimentaires. La plaie antérieure se cicatrisa fort vite.

Tout allait donc pour le mieux, lorsque, vers la fin de février, notre blessé alors convalescent fut pris d'une pneumonie à droite. Sous l'influence de vésicatoires et d'un traitement approprié, cette complication fut conjurée, et la cicatrisation, un moment interrompue, était complète le 10 mars, jour de l'évacuation de B... sur le Mans.

Une dernière, enfin, était compliquée de plaie de la vessie. Elle a également guéri. Voici le résumé des phénomènes qu'elle a présentés.

Plaie pénétrante de l'abdomen. — Plaie de la vessie. — Guérison. (Notes recueillies par M. PAGES.)

D..., du 37e de marche, est remis à nos soins par les médecins prussiens, le 20 janvier. Ce blessé est dans une situation déplorable; il a une fièvre intense, son corps est tout entier couvert d'une sueur froide et visqueuse, son aspect fait songer à un état typhoïde grave. Mais D... nous dit être atteint au bas-ventre. Nous constatons, en effet, qu'il a eu cette région traversée par une balle qui, entrée en arrière à droite, à 4 centimètres environ de la ligne médiane, à la hauteur de la partie moyenne du sacrum, est venue sortir à droite de la racine de la verge, et immédiatement contre celle-ci, sans toutefois entamer les corps caverneux. Les deux plaies, mais surtout l'antérieure, laissent suinter goutte à goutte un liquide clair que nous reconnaissons aisément être de l'urine.

D... nous assure que, depuis le moment de sa blessure, c'est à dire depuis dix jours, il n'a jamais uriné et n'en a même pas éprouvé le besoin. Pendant les premiers temps, pansé avec un simple tampon de charpie sèche par les médecins prussiens, il n'a éprouvé aucun accident; mais depuis trois jours il a été pris par la fièvre et souffre beaucoup du bas-ventre. Il y a un œdème considérable de la paroi abdominale et de la verge, et même du scrotum. Un phlegmon urineux nous paraît imminent; aussi nous nous empressons de placer une sonde à demeure, en ayant soin de la laisser toujours ouverte, de façon à ce que l'écoulement de l'urine se fasse d'une manière incessante, et que ce liquide n'ait pas le temps de s'accumuler dans la vessie. Ce but est de suite atteint, et, dès le premier jour, les deux plaies, pansées avec de la charpie sèche, ne laissent plus passer l'urine. Le blessé, qui a pris 1 gramme de sulfate de quinine, n'a plus de fièvre, l'œdème semble vouloir céder. Le même traitement est continué pendant quelques jours, et bientôt toute menace de phlegmon disparaît. L'état général se relève.

Vingt jours après la sonde est supprimée; le blessé a d'abord un peu d'incontinence, mais bientôt il conserve ses urines; il n'y a plus le moindre écoulement par les plaies, qui ainsi simplifiées se cicatrisent rapidement. D... a quitté l'ambulance dans les premiers jours de mars; il était complètement guéri.

Dans le cas de fracture de la colonne vertébrale, la balle, après avoir brisé l'apophyse épineuse de la troisième vertèbre lombaire, s'était perdue dans l'abdomen; elle fut retrouvée quelques jours après dans l'aîne droite. Les lésions produites par son passage amenèrent un sphacèle de tout le scrotum; le malade succomba à la suppuration et à l'infection.

Plaies du membre supérieur avec fracture comminutive.

		Opérations.	Morts.
Bras......	9	1 amputation du bras	»
		3 resections de l'épaule.....	»
		1 désarticulation de l'épaule.	1
Coude.....	2	2 resections du coude......	1
Avant-bras.	3	» »	»
Main......	8	7 amputations de doigts	»
		1 resection du doigt........	»

Les fractures comminutives du bras, au nombre de 9, ont nécessité, ainsi que l'indique le tableau ci-dessus, une amputation du bras, trois resections, et une désarticulation de l'épaule.

Nous renvoyons plus loin, au chapitre *Complications* (voir page 63), le récit de la première opération.

Les trois resections de l'épaule ont été suivies de succès, sans la moindre complication; nous nous contenterons de publier le cas suivant :

Plaie pénétrante de l'articulation scapulo-humérale. — Resection. — Guérison. (Notes recueillies par M. Harreguy.)

G..., soldat au 62ᵉ de marche, blessé à Changé le 10 janvier. La balle a pénétré à l'extrémité supérieure du bras gauche, à quelques centimètres au dessous de la voûte acromio-coracoïdienne; l'orifice de sortie se voit en arrière, au niveau de la fosse sous-épineuse, plus près du bord axillaire que du bord spinal de l'omoplate. Les deux ouvertures sont petites et circulaires. Pendant quelques jours le blessé est pansé à plat, les phénomènes inflammatoires sont modérés; mais bientôt survient une abondante suppuration qui sort avec difficulté d'une vaste cavité s'étendant sous le deltoïde et les tendons des pectoraux. G... maigrit et perd ses forces.

Nous l'examinons avec plus de soin que nous n'avions pu faire pendant les premiers jours, et nous constatons les symptômes d'une luxation sous-coracoïdienne. Le stylet, introduit par l'orifice antérieur, fait reconnaître d'abord des décollements étendus, puis arrive sur des surfaces osseuses dénudées. En arrière, il ne rencontre que des parties molles. Les mouvements imprimés au bras sont douleureux, mais se transmettent à la tête humérale. Nous ne sentons pas de crépitation.

Nous posons le diagnostic suivant : luxation de la tête de l'humérus chassée de sa cavité par le choc du projectile qui en même temps l'a écornée ou traversée.

Nous nous décidons à pratiquer la resection. Une incision longitudinale est faite suivant l'axe de l'humérus. Elle part de l'ouverture même d'entrée, et s'étend sur une longueur de 12 centimètres. Une grande quantité de pus s'échappe à ce moment. La tête est, en effet, luxée en dedans; les doigts introduits dans la plaie la saisissent; on imprime à tout le membre quelques mouvements, et bientôt la tête est ramenée dans la cavité glénoïde. Nous la trouvons en partie broyée, le col anatomique et le col chirurgical sont sains; nous nous contentons alors d'enlever la portion articulaire, mais le bord inférieur de la cavité glénoïde a été aussi intéressé. Nous enlevons quelques petites esquilles et régularisons la surface de section. Les autres parties de l'omoplate sont saines, la balle n'a atteint que les parties molles.

Cette opération laisse une vaste cavité que nous bourrons de charpie légèrement humectée d'eau-de-vie camphrée; le bras est maintenu par une écharpe, le pansement renouvelé tous les deux jours. Malgré toutes nos précautions pour empêcher la surface de cicatriser avant le fond, les bourgeons charnus se développent bientôt avec tant de rapidité que la plaie superficielle se ferme presque complètement. Il en résulta un abcès, dont un simple coup de bistouri fit justice. A un moment quelques points de pourriture d'hôpital se montrèrent, mais disparurent rapidement sous l'influence du perchlorure de fer. ·

Après l'opération, le blessé reprit des forces et de l'embonpoint, son teint se colora, et au moment de notre départ, il était complètement guéri.

Nous espérons qu'il arrivera à se servir assez bien de son bras, vu la faible longueur d'os enlevée. Malheureusement G..., qui est gaucher, a été blessé au bras gauche.

Le désarticulé de l'épaule a succombé à une complication pulmonaire quinze jours environ après l'opération, alors que tout semblait faire présager une heureuse issue (voir page 75).

Les deux plaies du coude ont nécessité la resection de l'articulation.

L'un des blessés a succombé d'épuisement, après avoir présenté de la pourriture d'hôpital qui s'était développée quand la plaie était déjà presque cicatrisée (voir page 65).

Le second a heureusement guéri, ainsi qu'il résulte de l'observation suivante :

Plaie du coude. — Resection. — Guérison. (Notes recueillies par M. Descomps.)

B..., soldat au 76ᵉ de mobiles, est blessé le 10 janvier à Parigné-l'Évêque, par une balle qui, entrée au niveau du tiers supérieur et sur le côté externe de l'avant-bras gauche, est sortie au dessus et en arrière de la trochlée humérale. Un pansement simple est appliqué presque aussitôt après la blessure. Les jours suivants on n'observe que fort peu de gonflement et de douleur, bien que la palpation permette de reconnaître la présence d'esquilles; mais les mouvements de l'articulation étant libres et très peu pénibles, on est en droit de supposer que la balle n'a fait qu'écorner la partie inférieure de l'humérus. Cet état satisfaisant persiste jusque dans les premiers jours de février ; à cette époque, les bourgeons charnus dont les deux plaies s'étaient recouvertes, deviennent pâles, le membre se tuméfie dans toute son étendue, il devient rouge et douloureux, et une palpation attentive fait constater la liberté absolue de plusieurs esquilles.

En présence de cette non consolidation et de la menace de phlegmon, nous décidons qu'il y a lieu de pratiquer la resection du coude ou tout au moins, en débridant, d'aller à la recherche des esquilles. Une incision longitudinale est pratiquée à la partie postérieure du coude, elle s'étend de la plaie supérieure jusqu'au niveau de la tête du radius. En introduisant le doigt dans la plaie, nous trouvons le radius indemne, la partie interne de l'olécrâne est réduite en fragments, la trochlée et l'épitrochlée forment la base de deux esquilles volumineuses dirigées, suivant la longueur de l'os, sur une étendue de 5 à 6 centimètres. Tous ces débris osseux sont enlevés avec soin, le membre est placé dans une gouttière en fil de fer, et le pansement est uniquement constitué par de la charpie sèche; l'hémorrhagie a été fort légère, il n'a pas été nécessaire de faire des ligatures.

Le pansement est renouvelé tous les deux jours; dès le lendemain de l'opération le blessé se trouve beaucoup mieux, l'appétit et le sommeil, qui avaient disparu, sont revenus, et le membre a considérablement diminué de volume. Vers le 20 février, le blessé a quelques frissons irréguliers, un peu de fièvre qui, d'abord, nous inquiètent, mais sur la nature desquels nous sommes bientôt rassurés, par suite de l'apparition, sur la partie externe de l'avant-bras et la partie antérieure du bras, de deux abcès volumineux. L'incision de ces abcès donne écoulement à une assez grande quantité de pus de bonne nature; dès ce moment, la plaie marche rapidement vers la cicatrisation. La convalescence était favorisée par un régime tonique et l'administration régulière de préparations de quinquina. Le blessé a été laissé en fort bonne voie de guérison quand nous avons évacué Parigné-L'Évêque.

Les trois cas de plaie de l'avant-bras avec fracture n'ont offert aucune particularité intéressante; ils ont guéri sans peine à la suite de l'application d'appareils et de pansements appropriés.

Plusieurs petites opérations ont été pratiquées pour des plaies de la main; ainsi :

Une resection du médius;

Une amputation du médius et de l'annulaire;

Une amputation du médius;

Une amputation de quatre doigts.

Toutes les blessures de ce genre ont guéri. Nous ne devons pas oublier de signaler ici le résultat de notre expérience au sujet des plaies des doigts, résultat auquel étaient également arrivés MM. Drioux et Charton. Toutes les fois que pour une de ces plaies l'amputation n'est pas indispensable et que c'est une resection qui est indiquée, il est de beaucoup préférable, plutôt que d'intervenir, de laisser à la suppuration et à la nécrose le soin d'éliminer l'extrémité osseuse. Les bourgeons charnus se développent toujours assez pour arriver à recouvrir l'os demeuré dans la plaie; ainsi l'on n'est pas exposé aux phlegmons, toujours fort graves, qui succèdent si souvent à l'ouverture par le bistouri des gaînes tendineuses des doigts ou de la main.

Fractures comminutives du membre inférieur.

		Morts.	Opérations.
Bassin....	3	1	
Cuisse....	15	5	4 amputations de cuisse.
Genou....	8	2	1 amputation de cuisse. 2 resections du genou.
Jambe....	14	3	3 amputations de cuisse. 1 resection du tibia et du péroné.
Pied.....	7	»	1 amputation de jambe. 1 resection de l'astragale.

Les fractures du bassin mentionnées ici n'étaient pas produites par des blessures pénétrantes de l'abdomen. Un seul blessé de cette catégorie a succombé, et encore sa mort n'est-elle imputable qu'à un érysipèle de la face. (Voir p. 61.)

Les fractures comminutives de cuisse ont nécessité 4 amputations, dont :

2 morts par anémie progressive et hémorrhagie consécutive à la suite d'intoxication paludéenne lente (Voir p. 59);

Et 2 guérisons sans fait important à noter.

Les 3 autres morts ont été amenées par les causes suivantes :

La première, par un accès de fièvre pernicieuse survenue quand déjà la consolidation de la fracture commençait à s'établir (Voir p. 60);

La seconde, par épuisement à la suite de suppuration abondante. Le malade avait, en outre de sa blessure, une vaste escharre au sacrum, dont l'existence nous avait détournés de l'idée d'une intervention active;

Enfin, le troisième malade avait été blessé dans une direction telle qu'au bout de quelques jours les matières fécales s'écoulèrent par la plaie. (Voir p. 73.)

Tous les autres cas ont guéri sans présenter de complications. Les observations suivantes donneront une idée du traitement qui a été généralement suivi. Les résultats que nous avons obtenus nous ont conduits à penser que l'on pouvait beaucoup espérer de la méthode conservatrice pour toutes ces fractures comminutives qui semblent tout d'abord nécessiter une intervention immédiate. Il est vrai que pour appliquer cette méthode avec fruit il faut pouvoir exercer sur les blessés une surveillance continuelle, et surtout les laisser jouir d'une tranquilité souvent peu compatible avec les nécessités de la guerre.

Fracture de cuisse. — *Guérison.* (Notes recueillies par M. Bossuet.)

Y..., du 62ᵉ de marche, tombe le 11 janvier sur le champ de bataille de Changé, une balle l'a atteint à la cuisse gauche. Il ne peut se relever et reste trois heures sur la neige; sous l'influence du froid, l'hémorrhagie, d'abord abondante, cesse complétement. Vers le soir, les Prussiens le ramassent et le transportent dans une ferme où ils le laissent six jours sans traitement et presque sans nourriture. Cependant, ce jeune soldat est un Alsacien qui parle fort bien la langue allemande et se fait facilement comprendre des reîtres qui l'entourent. Il est enfin conduit, au bout de ces six jours, à l'ambulance de la mairie de Changé, où un médecin prussien l'examine et lui applique pour tout pansement quelques brins de charpie sèche maintenue par deux bandelettes de toile-dieu.

Le lendemain, nous prenons possession de l'ambulance et nous constatons que Y... a eu la cuisse gauche traversée à sa partie moyenne, de dehors en dedans, par une balle qui a fracassé le fémur. Le membre inférieur tout entier est le siége d'un gonflement considérable; la suppuration commence à s'établir; il souffre beaucoup, mais il supporte ses souffrances avec un courage héroïque. Nous appliquons un appareil de Scultet, après avoir pratiqué une extension méthodique du membre de façon à réduire le plus complétement possible les fragments nombreux que l'on sent crépiter au moindre mouvement.

Dès le surlendemain, amélioration notable. Y... ne souffre presque plus; le membre a considérablement diminué, il faut réappliquer l'appareil. La suppuration étant assez abondante, nous garnissons chaque plaie d'un épais tampon de charpie, mais nous ne changeons ce pansement que tous les quatre jours.

Même régime jusqu'au 28 février. Ce jour-là, la suppuration ayant déjà beaucoup diminué, nous remplaçons l'appareil de Scultet par un appareil plâtré dans lequel deux fenêtres sont ménagées au niveau des plaies. Pendant cette application, nous constatons qu'il y a un commencement de consolidation. On ne sent plus de crépitation, les mouvements sont très limités dans tous les sens; le cal se présente sous forme d'une tumeur ovoïde de près de 15 centimètres dans son long diamètre vertical. (Pansement tous les deux jours avec de la charpie sèche.) La suppuration est beaucoup plus abondante par la plaie externe, qui est l'orifice d'entrée, que par la plaie interne; celle-ci est un peu obstruée par les bourgeons charnus, on les réprime avec le nitrate d'argent. Cependant, il se forme au dessous une collection purulente; une incision pare bientôt à ce petit accident, et rien ne vient plus entraver la guérison de Y..., dont l'état général est excellent.

Le 7 mars, nous enlevons l'appareil plâtré, la consolidation est complète, le blessé peut mouvoir son membre dans tous les sens. Le cal est très volumineux et très solide, la plaie interne est complétement fermée depuis quelques jours, l'externe ne donne que quelques gouttes de pus. Le 16 mars, le blessé peut être évacué sur le Mans, *assis* dans une des voitures de l'ambulance.

Pendant les derniers temps, Y... fut l'objet d'une foule d'attentions de la part des troupes allemandes de passage à Changé; on le comblait de bonnes paroles et de cigares. Avec le plus grand sang-froid il écoutait les unes en fumant les autres : mais rien ne faisait oublier au brave alsacien sa vieille haine qu'il venait de raviver avec son sang.

Fracture de cuisse. — *Consolidation.* (Notes recueillies par M. Bossuet.)

N..., du 22ᵉ de mobiles, est blessé au Tertre, commune de Changé, le 11 janvier 1871, par une balle qui lui traverse la cuisse gauche. Relevé par des camarades, il est transporté dans une ferme voisine où un chirurgien constate une fracture du fémur et la maintient au moyen de deux attelles improvisées et d'une simple bande. N... reste sans nouveaux soins pendant six jours, après lesquels il est transporté à l'ambulance.

Là, on constate que la balle, entrée à quelques centimètres au dessous du grand trochanter par la partie externe et postérieure de la cuisse, est venue se loger immédiatement sous la peau de la face interne, après avoir brisé le fémur. La balle est extraite au moyen d'une petite incision. Le membre est douloureux et tuméfié par suite de la compression exercée par l'appareil, que l'on remplace par un pansement à la charpie sèche et un simple bandage roulé; la cuisse et la jambe sont maintenues par des coussins.

Le 20 janvier, ce gonflement ayant en grande partie disparu, on applique un appareil de Scultet, en ayant soin de recouvrir les deux plaies d'un épais gâteau de charpie pour recueillir la suppuration; celle-ci est peu abondante et de bonne nature. L'application de cet appareil procure un soulagement très marqué; le blessé n'accuse presque plus de douleur, il est pansé tous les deux ou trois jours, suivant l'abondance de la suppuration. Il mange et dort à merveille.

Le 9 février, en présence de cet état des plus satisfaisants, nous remplaçons l'appareil de Scultet par un appareil plâtré dans lequel deux fenêtres sont ménagées au niveau des deux plaies. Celles-ci commencent, du reste, à se rétrécir; l'écoulement de pus a beaucoup diminué, il n'y a presque plus de douleur, et les manœuvres nécessaires pour l'application de l'appareil permettent de constater un commencement de consolidation très manifeste. Les mouvements ne sont plus possibles que dans un seul sens et encore sont-ils fort limités.

Tout va pour le mieux jusque vers le 25 février. A cette époque, le blessé a un peu de fièvre, quelques frissons; la cuisse devient très douloureuse, la jambe et le pied se tuméfient; la suppuration, qui avait beaucoup diminué, est revenue plus abondante. Nous enlevons l'appareil plâtré et nous reconnaissons l'existence d'un phlegmon limité autour de la fracture. Il y a une fluctuation évidente à la partie moyenne et externe de la cuisse; une large incision donne issue à une vaste collection purulente. L'appareil plâtré est remplacé par une gouttière en toile métallique. (Charpie sèche.) Dès le lendemain, nous constatons une amélioration notable; le membre a repris un volume normal, plus de fièvre, l'appétit et le sommeil reviennent. La suppuration diminue les jours suivants, et l'état local était excellent quand, dans les premiers jours de mars, le blessé est pris d'accès de fièvre intermittente. Nous lui donnons aussitôt du sulfate de quinine, mais ce médicament lui fatigue beaucoup l'estomac. Nous avons recours alors à d'autres préparations de quinquina dont l'action trouble bien la fièvre, change les heures des accès, en diminue la durée, mais la fièvre n'avait pas encore complétement disparu quand nous évacuâmes N. . au Mans, le 16 mars.

A cette époque, la consolidation était à peu près complète, un cal très volumineux englobait les fragments de l'os fracturé, et le trou d'entrée de la balle était cicatrisé; les deux incisions ne donnaient plus issue qu'à quelques gouttes de pus.

Les plaies pénétrantes du genou ont été elles aussi traitées au point de vue de la conservation du membre, et pour cela nous avons mis en œuvre, suivant les besoins, les appareils plâtrés, les gouttières ou les appareils en toile métallique, les injections iodées dans l'article, les débridements, etc.

Cependant, ce genre de blessure a nécessité une amputation de cuisse et deux resections du genou.

La première de ces opérations a été suivie d'une guérison rapide,

L'un des resequés et l'un des blessés, qui n'avaient subi aucune opération, ont succombé à l'épuisement par suppuration. (Voir p. 57.)

Enfin, le second des resequés a été laissé en voie de guérison après avoir passé par une série d'accidents relatés dans l'observation suivante.

Plaie pénétrante du genou produite par une balle. — Arthrite. — Extraction de la balle implantée dans le condyle interne du fémur. — Fièvre intermittente. — Pourriture d'hôpital. — Érysipèle phlegmoneux. — Amélioration. (Notes recueillies par M. Dussutour.)

G..., mobile du Gers, blessé à Champagné le 11 janvier 1871. Le genou droit, appuyé sur la terre (G... était en tirailleur), reçoit une balle au niveau de la base de la rotule. Le blessé tombe et ne peut se relever. Il est pansé avec de la charpie sèche. Bientôt se déclarent tous les symptômes d'une violente arthrite, et les chirurgiens chargés en ce moment de ce blessé, ne trouvant pas la balle, proposent l'amputation de cuisse qui est refusée.

Le 4 février, nous transportons G... à notre ambulance de Changé; son visage est très amaigri et exprime la souffrance; depuis le jour du combat il n'a presque pas dormi et a pris fort peu de nourriture. La fièvre a été continuelle. La jambe est dans la demi-flexion sur la cuisse; le genou, fort tuméfié, est très douloureux au moindre contact; la partie inférieure de la cuisse est également tuméfiée, mais l'inflammation est plus prononcée au niveau du condyle interne du fémur que partout ailleurs.

La balle a pénétré au milieu même de la base de la rotule. Son orifice d'entrée, circulaire, permet à peine l'introduction du petit doigt, qui rencontre dans cette exploration un grand nombre de très petites esquilles. Nulle part nous ne parvenons à rencontrer la balle, mais nous constatons une fois de plus une sensibilité plus grande au niveau du condyle interne du fémur. Le tibia et le fémur ne paraissent pas avoir subi de solution de continuité. Nous tenions à bien nous renseigner sur l'état local de ce blessé parce qu'il refusait obstinément l'amputation de la cuisse, et que l'urgence d'une opération était cependant évidente.

Nous conclûmes de notre examen que la balle devait être implantée dans le condyle interne du fémur, et qu'au lieu de sacrifier le membre il était possible, soit d'extraire simplement le projectile, soit de pratiquer la resection du genou : G... acceptait ces deux opérations.

Le blessé étant sous l'influence du chloroforme, nous pratiquons sur le bord interne du genou une profonde incision, commençant au dessus du condyle interne du fémur et finissant au niveau du plateau du tibia. Un flot de pus s'échappe aussitôt de l'articulation et surtout de l'extrémité inférieure de la cuisse. Le doigt introduit dans l'article rencontre d'abord des fragments cartilagineux de la face postérieure de la rotule, et enfin reconnaît sur la face antérieure du condyle interne une excavation circulaire. L'incision première est alors prolongée sur le tendon du tibia, puis sur le côté externe du genou. Nous avons ainsi un lambeau en fer à cheval comprenant la rotule dans son épaisseur; renversé en haut, il laisse à découvert la cavité articulaire tout entière. Nous voyons alors, creusé au milieu du condyle interne du fémur, un trajet régulier, de 3 centimètres de profondeur environ pour 2 de large, dirigé en arrière et en dedans, et, au fond de ce trajet, la balle solidement enclavée. Nous élargissons avec la gouge ce canal osseux, et nous enlevons le projectile avec un élévatoire. Aucune resection n'est nécessaire de ce côté. Nous enlevons les petites esquilles qui

entourent la plaie de là rotule, et nous procédons au pansement sans avoir eu à pratiquer la moindre ligature.

Pour éviter l'extension de la fusée purulente qui existe à
la face interne de la cuisse, nous pratiquons une incision
profonde derrière le troisième adducteur et le demi-mem-
braneux, et y passons un drain qui vient sortir par la plaie
de l'opération. Un autre drain traverse l'articulation sous la
base du lambeau. Celui-ci est rabattu et fixé au moyen de
larges bandelettes de diachylum, le tout est recouvert de
charpie sèche et de compresses; le membre est placé dans
une gouttière.

Les jours suivants tout marcha bien. Les douleurs très
vives qui torturaient le blessé disparurent; il put goûter le
sommeil. La plaie bourgeonna rapidement. Après quelques
jours survinrent des accès bien caractérisés de fièvre intermittente qui, au début, nous donnèrent les plus vives inquié-
tudes. Ils ne cédèrent qu'à d'assez fortes doses de sulfate de
quinine.

Bientôt apparut un érysipèle qui, parti des bords de la
plaie, s'étendit d'un côté jusqu'au bout des orteils, de l'autre
jusqu'au tronc. Il revêtait la forme phlegmoneuse et fut
combattu par des cataplasmes soigneusement appliqués. Il
laissa à sa suite, tout le long de la jambe, des escharres nombreuses comprenant la peau et le tissu cellulaire sous-jacent.

Au commencement du mois de mars, une nouvelle complication vint entraver la guérison. Les bourgeons charnus,
jusque-là volumineux, rouges et fermes, s'affaissèrent et se
recouvrirent d'une couche pultacée épaisse, très adhérente,
et qui, en peu de jours, détruisit une partie de la cicatrice
déjà formée. Cette complication fut combattue par le perchlorure de fer, qui ne s'en rendit maître que difficilement.

Enfin, quelques jours avant notre départ, un abcès fut
ouvert au dessus et en dedans du ligament rotulien. G... fut

transporté au Mans le 17 mars; il était dans un état de débi-
lité assez grande, mais il paraissait cependant en bonne voie
de guérison. La plaie était en très grande partie cicatrisée.
Nous avons appris récemment qu'un nouvel érysipèle phlegmoneux, survenu alors que la guérison paraissait assurée, a
enlevé G... le 14 avril.

Les fractures comminutives de jambe ont été de notre
part l'objet des mêmes soins que les fractures de cuisse.
Nous avons dû, pour des plaies de cette nature, pratiquer :

Trois amputations de cuisse, dont deux ont été suivies de
mort à la suite d'épuisement, et par la suppuration et par
des hémorrhagies consécutives sur la nature desquelles nous
reviendrons bientôt (voir page 59).

La troisième a été rapidement suivie de guérison.

Et enfin une resection des deux os de la jambe sur une
étendue de plus de 8 centimètres, opération dont les détails
se trouvent consignés dans l'observation suivante :

Fracture de jambe. — Resection. — Guérison. (Notes
recueillies par M. Ducourneau.)

M..., du 37e de marche, étant en tirailleur le 11 janvier,
en avant de Changé, est frappé, vers deux heures après-midi,
par une balle à la partie supérieure de la jambe gauche. Il
tombe, ne peut plus se relever, et est immédiatement transporté dans une maison voisine. Une hémorrhagie abondante
se produit et s'arrête presque spontanément. A dix heures
du soir, les chirurgiens prussiens appliquent un tampon de
charpie maintenu par un simple bandage roulé. L'hémorrhagie continue, mais est beaucoup moins considérable.

Le 14, un chirurgien français voit le blessé et défait cet
appareil, reconnaît une fracture des deux os de la jambe, et

n'ayant rien autre sous la main, la maintient au moyen de deux piquets de tente transformés pour la circonstance en attelles.

M..., qui jusque-là avait horriblement souffert, se trouve immédiatement soulagé. Il est transporté à l'ambulance de Changé. Le 17, il est vu par les chirurgiens prussiens, qui remplacent les bâtons de tente par des attelles véritables, appuyées sur des rouleaux de paille et faisant office de coussin. Ceux-ci sont supprimés le lendemain par un infirmier prussien à l'esprit novateur, de telle sorte que les attelles en bois reposent directement sur le membre.

Le 19, nous voyons le blessé, qui nous dit éprouver, depuis vingt-quatre heures, des souffrances horribles. La jambe est dans un état déplorable; elle est tuméfiée, les téguments sont violacés et semblent devoir tomber en gangrène; l'œdème a même gagné la cuisse, qui est notablement plus volumineuse que celle de droite. Dans l'aîne se trouvent plusieurs ganglions très tuméfiés et fort douloureux. L'examen du membre fait reconnaître une fracture comminutive du tibia et du péroné. La balle a atteint le premier de ces deux os sur sa face interne, à sa partie supérieure, à 5 centimètres environ au dessous du plateau; elle n'est pas sortie. Au moindre contact, on entend et on sent une crépitation très forte qui indique la présence de nombreux fragments, dont on peut, du moins pour quelques-uns, apprécier la forme.

Une amputation de cuisse paraît à peu près inévitable; cependant, à part la faiblesse amenée par les souffrances atroces qu'il vient de subir, l'état général du malade est assez satisfaisant; il nous paraît convenable d'attendre un peu, afin de laisser disparaître les complications dues à un pansement intempestif. Le membre est placé dans une gouttière.

Le lendemain, état général excellent. Pas de fièvre; le malade a dormi; la cuisse et la jambe ont diminué de volume, la tendance au sphacèle ne paraît persister que sur une petite étendue et au point correspondant à la fracture. Devant ces modifications, nous renonçons à l'amputation de cuisse et nous procédons à une resection. Une incision de 12 centimètres est pratiquée sur la face interne du tibia : une douzaine d'esquilles, dont de très volumineuses, sont enlevées. La fracture s'est surtout étendue par en bas ; le plateau est sain, le bout inférieur seul nécessite un coup de scie. La balle divisée en deux est découverte à la partie inférieure du creux poplité; il est difficile de l'extraire par la plaie antérieure. Nous faisons une incision à la partie postérieure, et nous en profitons pour passer un drain. Le membre est replacé dans une gouttière. (Pansement à la charpie sèche.)

Les jours suivants, état des plus satisfaisants. Le 25, la gouttière est remplacée par un appareil plâtré portant une large fenêtre antérieure et une petite fenêtre postérieure. Dès ce moment, la blessure tend à la guérison. Pas de fièvre. La diarrhée, qui s'était montrée vers le 25, cède rapidement à une médication appropriée. Le membre tout entier diminue de volume, la suppuration est abondante et de bonne nature, la plaie se couvre de bourgeons du plus bel aspect qu'il faut réprimer avec le nitrate d'argent.

Le 14 février, l'extrémité du bout inférieur du tibia tombe, ce qui porte à environ 10 centimètres la longueur suivant laquelle cet os a été complètement resequé. Dès lors rien à noter, la cicatrisation se fait peu à peu, le drain est supprimé.

Le 10 mars, on enlève l'appareil plâtré devenu un peu trop large, et nous constatons qu'il y a une consolidation déjà assez avancée pour ne permettre que de très légers mouvements dans le foyer de a fracture.

Le membre est placé dans une gouttière en fil de fer, et

le blessé, qui a repris ses forces et son embonpoint, est évacué sur le Mans, le 21 mars, en très bonne voie de guérison.

Nous citerons seulement un cas de guérison de fracture de jambe; il peut servir de type à tous les autres.

Fracture de jambe. — Guérison. (Notes recueillies par M. Ducourneau.)

S..., du 62e de marche, est blessé à Changé, le 11 janvier. Ce soldat était en tirailleur, accroupi derrière un obstacle, quand il reçoit une balle qui, pénétrant à la partie postérieure et externe de la jambe droite, un peu au dessus de la malléole, fracture, en remontant, le péroné et le tibia, et sort à la partie interne, à l'union du tiers inférieur avec les deux tiers supérieurs.

S... reste deux heures sur le champ de bataille, occupé à arrêter une hémorrhagie assez abondante qui se produit par la blessure. Il est transporté par les Prussiens au château d'Amigné, et là on lui applique un pansement simple, que des infirmiers sont chargés de renouveler de temps en temps et à leur fantaisie.

Le 22, on se décide cependant à une intervention plus active; on examine le malheureux, et comme la fracture est comminutive, on enlève quelques petits fragments, et on lui applique un appareil plâtré muni d'une fenêtre qui correspond à la plaie antérieure agrandie pour faciliter l'opération. (Pansement à l'eau-de-vie camphrée.)

Le 25, nous prenons la direction de ce blessé, et vu l'état blafard de la plaie, nous continuons pendant quelques jours ce mode de pansement, puis nous le remplaçons par de la charpie sèche. Quelques esquilles sont encore enlevées le

1ᵉʳ février. L'état général est excellent. Appétit, sommeil, pas de fièvre. Des bourgeons charnus comblent peu à peu la plaie, qui va chaque jour se rétrécissant.

Le 25 février, l'appareil, très massif et très lourd, gênant un peu le blessé, on l'enlève. Nous constatons une consolidation complète; nous le remplaçons par un simple bandage roulé.

Le 4 mars, S... est évacué sur le Mans; il est complètement guéri.

Les plaies du pied ont toutes guéri. Nous signalerons, en passant, que la plupart ont donné lieu à des extractions de balles, ce qui s'explique, d'un côté, par la résistance offerte à la balle par la guêtre et le soulier, qui font pour ainsi dire cuirasse et épuisent la force d'impulsion de la balle, et, d'un autre côté, par la résistance de la peau de la région plantaire, qui arrête le projectile dont la puissance a déjà été amortie.

Ce genre de blessure a nécessité :

Une amputation de jambe, qui a rapidement guéri ;

Et une resection partielle de l'astragale, dont voici l'observation :

Fracture de l'astragale. — Resection. — Guérison. (Notes recueillies par M. Ducourneau.)

M..., du 62ᵉ de marche, reçoit, le 10 janvier, à Changé, une balle qui lui traverse transversalement le pied droit, de dedans en dehors, un peu en avant de l'articulation tibio-tarsienne. Il enroule lui-même une bande autour de sa blessure et arrête ainsi l'hémorrhagie, puis il se traîne jusqu'à une maison voisine abandonnée. Les médecins prussiens viennent le voir vers le soir et lui font un pansement simple (Charpie et eau fraîche). Ce pansement est laissé en place pendant six jours, au bout desquels le blessé, transporté dans une maison du bourg, est pansé par les habitants avec du linge cératé. Enfin, le 20, il est apporté par nos soins à l'ambulance.

Nous constatons l'état suivant : la balle, entrée à la partie interne, presque immédiatement en avant de la malléole, a traversé le pied horizontalement, en passant sous les tendons des extenseurs, et est sortie à la partie externe, en avant de la malléole. La plaie interne est petite, nette; la plaie externe est plus large, et on y voit faire saillie un fragment osseux assez volumineux. Le pied et la jambe ne présentent qu'un léger gonflement, l'articulation tibio-tarsienne n'est ni tuméfiée, ni douloureuse; en avant de la plaie la pression ne détermine qu'une douleur fort supportable. Tous ces symptômes, joints à la direction de la plaie, nous font diagnostiquer une fracture de l'astragale, dont la partie antérieure seule a dû être enlevée par la balle, qui s'est creusé une gouttière dans l'os. La suppuration, de bonne nature, s'écoule librement par les deux plaies; il n'y a pas de phénomène inquiétant : nous nous décidons pour l'expectation. (Pansement à la charpie sèche; bandage de l'étrier soigneusement appliqué pour immobiliser le pied. Ce pansement est renouvelé tous les deux jours.)

Le 1er février, le blessé nous dit qu'il a beaucoup souffert depuis deux jours; nous trouvons, en effet, un phlegmon au pied; la rougeur et la tuméfaction sont surtout considérables à la partie externe. Trois incisions sont aussitôt pratiquées : les deux premières, longues de 10 centimètres, l'une sur la face dorsale; l'autre sur la face externe du pied, donnant issue à une grande quantité de pus; la troisième agrandit la plaie externe et permet d'en retirer un gros fragment osseux et plusieurs petites esquilles. Le doigt introduit dans cette plaie fait reconnaître l'exactitude du diagnostic. La balle a creusé en gouttière la partie antérieure de l'astragale sans pénétrer dans les articulations voisines. Le pied devait être, au moment où il a été frappé, dans l'extension forcée; mais c'est ce sur quoi le blessé ne peut rien affirmer. (Pansement à la charpie sèche.) Dès le lendemain, il y a une amélioration sensible : le pied est dégonflé au bout de quatre ou cinq jours, la suppuration diminue; le pansement n'est plus fait que tous les deux jours.

Le 10, le blessé accuse de nouvelles souffrances, dont il n'a pas voulu parler de peur des coups de bistouri. Nous trouvons un second phlegmon qui occupe toute la partie interne du pied et le tiers inférieur et interne de la jambe. L'articulation tibio-tarsienne est tuméfiée et douloureuse; nous craignons un moment qu'il y ait arthrite, soit que le pus eût fusé dans l'article, soit que l'astragale fût fissuré. L'amputation parait inévitable; cependant, nous voulons essayer encore un nouvel effort en faveur de la conservation, et nous pratiquons deux nouvelles incisions, l'une de 8 centimètres, le long des os métatarsiens; la seconde, de 12 centimètres, en arrière de la malléole interne, suivant le trajet de la tibiale postérieure. Il s'écoule une grande quantité de pus. (Pansement à la charpie sèche.) Le malade, qui depuis deux jours éprouvait de très vives douleurs et avait une fièvre continue, se trouve aussitôt soulagé. La fièvre tombe, le gonflement et la rougeur disparaissent : quarante-huit heures après, tout danger à disparu.

Dès lors, rien ne vient plus entraver la guérison de cette singulière blessure. Les six larges plaies sont comblées en quelques jours par des bourgeons charnus, les incisions se referment rapidement, l'état général se relève, et le malade quitte l'ambulance le 4 mars, complétement guéri. Il n'a jamais été pansé qu'à la charpie sèche.

Nous n'avons voulu relater ici que les traumatismes les plus importants. Toutes les plaies qui ne figurent pas dans les tableaux ci-dessus étaient de simples sétons. Cependant, un assez bon nombre ont donné lieu à des extractions de balles ou d'esquilles, mais ces dernières n'ont pas constitué, à proprement parler, des resections.

Nous avons eu à noter quelques trajets singuliers suivis par des balles. Ainsi, dans deux cas, une seule balle a produit six plaies, en traversant successivement la cuisse gauche, le scrotum et la cuisse droite.

Nous avons observé plusieurs fois le trajet suivant : une balle, entrée à la partie moyenne du cou et à gauche, va sortir plus ou moins loin, à droite, au niveau de l'omoplate, sans léser aucun organe important. Les blessés avaient été, dans ces cas, frappés quand ils épaulaient leur fusil, et le trajet suivi par le projectile s'explique ici comme dans tous les autres cas singuliers, par la position de l'homme au moment de la blessure.

Deux fois nous n'avons pu retrouver le projectile ; dans l'un des cas, il était allé se loger dans l'épaule, probablement sous l'omoplate ; dans le second, il était perdu dans les masses musculaires de la fesse.

Quelques-uns de nos blessés étaient atteints de blessures multiples. Nous nous contenterons de signaler le cas le plus curieux, observé à Parigné sur un lieutenant frappé de cinq balles, qui toutes n'avaient produit que de simples sétons.

Mais on n'observe plus, comme avec les anciennes armes et les anciennes balles rondes, ces déviations singulières des projectiles. La balle conique, animée d'une vitesse considérable, puisqu'elle peut atteindre une portée de plus de mille mètres, passe droit ; tout os touché est un os réduit en pièces et dans une grande étendue, sauf dans quelques cas

exceptionnels où la partie spongieuse des os se laisse traverser, comme à l'emporte-pièce, sans éclater.

Il nous reste maintenant à signaler les diverses complications qui sont venues donner une gravité nouvelle aux blessures que nous avions à soigner, et contre lesquelles nous
n'avons malheureusement pas toujours lutté avec succès.

Au premier rang de ces complications se place l'*épuisement*. Il n'est pas sans intérêt de rappeler les causes de cet
épuisement, que nous avions déjà observé et que nous avons
dû combattre, chez presque tous nos blessés, par le quinquina, les préparations ferrugineuses, l'alcool. Et d'abord, la
plupart des soldats qui formaient les régiments de marche
étaient de jeunes recrues de la classe de 1870, ayant à peine
atteint leur entier développement; ce n'étaient plus des
enfants, ils l'ont bien montré sur le champ de bataille, mais
ce n'étaient pas encore des hommes. Le courage ne leur
manquait pas quand la poudre parlait, mais les forces leur
faisaient défaut lorsqu'il s'agissait de faire de longues mar-
ches, de passer des nuits sans sommeil.

Plus de deux cents restèrent blessés sur le champ de
bataille de Changé, et pendant trois jours ils demeurèrent
sans autre médicament, sans autre nourriture qu'une sorte
de colle délayée, pompeusement déguisée sous le nom de
soupe à la farine. Bienheureux ceux qui, blessés aux membres
supérieurs, pouvaient recueillir dans quelque coin un navet,
une pomme de terre échappés à la voracité de l'ennemi. On
comprend quelle a pu être l'influence de ce régime chez
certains blessés déjà profondément débilités. Puis vint
s'ajouter bientôt l'influence climatérique; le pays est maré-
cageux, bon nombre de nos blessés furent atteints de l'anémie paludéenne. Comment s'étonner si quelques-uns de ceux
dont les blessures fournissaient une abondante suppuration

succombèrent à toutes ces causes réunies. L'observation suivante a trait à l'un des cas les plus remarquables de cette série de morts imputables au seul épuisement, dont nous avons déjà signalé quelques funestes résultats. (Voir p. 35 et 45.)

Fracture du condyle externe du fémur. — Resection. — Mort.
(Notes recueillies par M. Bossuet.)

L..., du 25e de ligne, était à genoux, en tirailleur, au combat de Champagné, quand une balle vint le frapper à la cuisse gauche. Le projectile, entré à la partie externe de la cuisse, immédiatement au dessus du condyle, a filé dans le creux poplité par suite de la position du membre, et est sorti à la face interne de la jambe, à 10 centimètres environ au dessous de l'articulation. Quelques heures après, il est vu dans une ferme voisine par un chirurgien prussien, qui le panse avec un peu de charpie maintenue par une bande. Le lendemain, il est transporté à l'ambulance de Champagné, où ce mode de pansement est suivi jusqu'au jour de son évacuation à Changé.

Ce blessé nous arrive dans les premiers jours de février avec le diagnostic : séton du membre inférieur. L'état général est assez bon; pas de fièvre, appétit, peu de douleur, sommeil. Les deux plaies sont à peu près obturées par des bourgeons charnus qui empêchent l'écoulement du pus. Nous agrandissons la plaie inférieure, et l'exploration par cette ouverture ne fait pas reconnaître de fracture. Cependant, au bout de quelques jours l'odeur et la couleur de la suppuration nous font craindre une lésion osseuse. D'un autre côté, le blessé, qui prétend cependant ne pas souffrir dans le genou, a laissé prendre position à son membre dans la demi-flexion, et toute tentative d'extension est fort douloureuse. Nous déci-

dons alors qu'il y a lieu de soumettre L... à la chloroformi-
sation pour redresser la jambe, qui sera maintenue dans
l'extension par un appareil approprié. En outre, nous nous
proposons, en agrandissant la plaie supérieure, de nous
assurer de l'état des os.

Le 17 février, le blessé étant endormi, nous faisons au
dessous de la plaie de la cuisse une incision qui permet l'introduction du doigt. Nous constatons que nos craintes, au
sujet de la lésion osseuse, ne sont que trop fondées : le condyle externe est en effet mobile; nous décidons de compléter
séance tenante la resection des parties fracturées. Une longue
incision semi-lunaire embrasse la partie externe de la rotule
et va rejoindre la plaie supérieure; l'articulation se trouve
largement ouverte, et nous enlevons assez facilement trois
gros fragments osseux, qui constituent tout le condyle
externe du fémur, et quelques petites esquilles de moindre
volume. Le condyle interne, la portion du ligament croisé
qui s'y insère et le tibia étant sains, ces parties ne sont pas
touchées, nous régularisons seulement la surface de section
du fémur. Il y a eu peu de sang perdu, car il n'a pas été
nécessaire de faire de ligature; un drain est passé dans la
plaie inférieure.

La jambe redressée est placée dans une gouttière en toile
métallique. (Pansement à la charpie sèche renouvelé tous les
deux jours.) La suppuration est fort abondante, le pus de
bonne nature, et pendant quelques jours tout semble marcher
pour le mieux. Mais, vers la fin de février, L... va s'affaiblis-
sant, bien qu'il n'éprouve ni fièvre, ni frisson, ni douleur ;
son appétit diminue, sa face prend une coloration de plus en
plus pâle, la jambe et le pied se tuméfient. Malgré l'emploi
à haute dose des préparations de quinquina et de vin vieux,
cet état empire chaque jour, et L... meurt le 5 mars dans
un état de complet épuisement.

A côté de l'épuisement simple, nous signalerons *les hémor- rhagies* qui, elles aussi, ont plusieurs fois causé la mort de nos blessés en les plongeant dans l'asthénie la plus complète. Mais ces hémorrhagies ont présenté un caractère tout parti- culier qui nous les fit rattacher à l'influence paludéenne.

Changé est, en effet, un pays qui rappelle, tant par la constitution de son sol que par sa flore, un pays bien connu de nous, les Landes. Même couche arable de sable jaunâtre, même sous-sol imperméable, d'où l'existence dans tous les bas-fonds d'eaux croupissantes, même végétation de pins et de bruyères, mais aussi même influence paludéenne. La fièvre intermittente est endémique dans ce pays : grand nombre d'habitants en sont atteints chaque année, et nous avons pu observer quelques indigènes qui en souffraient depuis plusieurs mois. Tous sont profondément chloro-ané- miques. L'un de nous subit même cette influence, et malgré un traitement actif ne fut complétement débarrassé de la maladie qu'en émigrant pendant quelques jours à Parigné- l'Évêque, plus favorisé par suite de sa position sur une hau- teur.

Nous n'étonnerons donc personne ici en disant que presque toutes les maladies revêtent dans le pays la forme intermit- tente : il en fut ainsi de la plupart des hémorrhagies ; un des cas les plus curieux sera relaté plus loin. (Voir p. 67.)

Dans d'autres cas, l'intoxication paludéenne ne s'est pas ainsi dévoilée par l'intermittence ; cependant, nous n'avons pu nous empêcher de l'accuser de certaines hémorrhagies survenues chez des blessés, dont aucune autre cause ne pouvait expliquer la chloro-anémie progressive. Ces hémor- rhagies venaient, sans que nous puissions les conjurer, donner le coup de grâce à nos malheureux blessés.

Le cas le plus frappant s'est présenté chez un jeune soldat atteint de fracture de cuisse. Pendant plus d'un mois il avait paru marcher vers la guérison, aucun accident ne s'était présenté, la consolidation commençait à se faire quand, sans que rien dans l'état local expliquât un pareil changement, et quelque confortant que fût le traitement auquel nous soumîmes le blessé, nous le vîmes pâlir de jour en jour, perdre ses forces, son appétit diminuer. Il n'éprouvait cependant aucun accident franchement intermittent. Enfin, un matin, au moment du pansement, il se fit par la plaie de la cuisse un écoulement abondant de sang extrêmement fluide. Nous parvînmes à l'arrêter ; mais le lendemain le blessé succombait. A la nécropsie il nous fut impossible de découvrir l'origine de cette hémorrhagie.

Après ce que nous venons de dire de l'influence palustre à laquelle nous étions soumis, on s'explique les deux cas suivants de *fièvre intermittente pernicieuse*.

Fracture de cuisse en voie de guérison. — Fièvre pernicieuse. — Mort.

A..., soldat au 37ᵉ de marche, avait eu la cuisse gauche fracturée comminutivement par une balle. La fracture, maintenue, ainsi que nous l'avons indiqué pour Y... (voir page 41), d'abord par un appareil de Scultet, puis par un appareil plâtré, tendait à la guérison. En appliquant ce dernier pansement, nous nous étions assurés qu'il y avait déjà un commencement de consolidation, et nous espérions un succès. Le 12 février, A... est pris d'un accès de fièvre, frisson, période de froid, puis chaleur et sueur. Aussitôt après l'accès, nous donnons 1 gramme de sulfate de quinine. Le lendemain, à la même heure, accès plus violent que le précédent, avec ses trois stades, dont le premier est surtout très marqué. Nouvelle dose de 1 gramme 50 de sulfate de quinine. Malgré cette médication, un troisième accès revient le jour suivant, à la même heure, et emporte le blessé dans la période algide.

La nécropsie permet de constater un degré assez avancé de consolidation dans le foyer de la fracture.

Plaie pénétrante de poitrine. — Convalescence. — Fièvre pernicieuse. — Mort.

B..., l'un des blessés de Champagné, a eu le poumon droit traversé par une balle, et a présenté tous les symptômes de ce genre de blessure. Il s'est remis peu à peu de la perte de sang considérable qu'il a subie; les plaies se sont fermées, et il est en pleine convalescence quand on le conduit, le 6 février, à l'ambulance de Changé.

Au bout de quelques jours, il subit l'influence fâcheuse du climat, et a des accès de fièvre intermittente quotidienne. Le sulfate de quinine et l'extrait mou de quinquina en font justice. Après quelques jours de calme, la fièvre reparaît; le premier accès n'offre rien à noter, cependant nous nous empressons d'administrer au malade 1 gramme de sulfate de quinine; le second accès n'en revient pas moins le lendemain, à la même heure, et pendant le stade de froid, notre blessé manque de succomber. Nous lui donnons environ 200 grammes de cognac pur qui amènent la réaction, immédiatement après laquelle nous lui faisons prendre $1^{gr}50$ de sulfate de quinine. Le lendemain, la fièvre se présente à la même heure, et malgré tous nos efforts, le malade meurt entre nos bras pendant la période algide.

L'*érysipèle* n'a été observé par nous que trois fois, c'est dire qu'il n'a jamais revêtu la forme épidémique.

L'un des cas a déjà été relaté (voir page 45); il a guéri.

Le second, qui entraîna la mort, siégeait à la face, et prit rapidement la forme typhoïde; le malade avait été blessé à la hanche droite.

Enfin, le troisième malade présenta un fait assez rare : deux érysipèles simultanés, l'un siégeant à la face, l'autre autour de la blessure qui était une plaie de la fesse gauche. Ces deux exanthèmes guérirent en même temps : le premier sur place, le second en se propageant jusqu'à l'extrémité des membres inférieurs.

Les *phlegmons* furent beaucoup plus rares qu'on ne pourrait le supposer pour le nombre de blessés que nous avons eu à soigner. C'est à peine si nous en avons observé cinq ou six cas, et encore, pour presque tous, cette inflammation s'est expliquée par la présence dans les tissus de corps étrangers, en particulier de débris de vêtements, de projectiles ou d'esquilles osseuses. Dès que, par une incision, il avait été possible de les extraire, nous voyions tout rentrer dans l'ordre et les plaies tendre rapidement à la guérison.

Mais l'influence de Broussais s'est fait sentir jusque sur la chirurgie; venue plus tard, elle s'affaiblit aussi moins vite qu'en médecine. L'inflammation est encore pour beaucoup de chirurgiens un sujet d'effroi, et les applications émollientes le remède souverain. La plupart du temps, du moins dans les cas de plaies, celles-ci ne font qu'augmenter l'infiltration, et par suite l'étranglement des tissus, en même temps qu'elles diminuent la vitalité des bourgeons charnus.

L'inflammation qui accompagne les plaies par armes à feu est considérable, surtout pendant la période d'élimination des parties contuses, mais elle ne nous a jamais paru constituer un accident contre lequel il fallût employer une thérapeutique spéciale. Ainsi que nous le disions tout à

l'heure, un coup de bistouri nous a toujours suffi pour
l'arrêter, quand elle dépassa ses bornes habituelles. Et ce
n'est pas que nous eussions recours en tout temps à des
moyens antiphlogistiques spéciaux; presque tous nos pansements, mais en particulier tous nos pansements d'opérés,
ont été faits purement et simplement à la charpie sèche;
c'est à peine si quelquefois, pour détruire l'odeur de certaines plaies ou raviver quelques bourgeons charnus blafards,
nous les avons touchés avec un tampon imbibé d'une solution phéniquée ou d'alcool camphré.

Le *tétanos* a été observé trois fois. Dans deux cas, il a eu
une marche rapide et a amené la mort, malgré l'emploi du
chloral; dans le troisième cas, il a cédé à cet agent thérapeutique; il avait, il est vrai, une marche lente.

Les deux premiers survinrent :

L'un à la suite d'une plaie de l'œil, avec fracture de la
paroi externe de l'orbite. Mort en trois jours.

L'autre à la suite d'une plaie assez légère du scrotum.
Mort en trois jours.

Le troisième fait l'objet de l'observation suivante :

*Fracture comminutive du coude et de l'humérus. — Amputation.
— Gangrène du moignon. — Tétanos. — Guérison.* (Notes
recueillies par M. Dussutour.)

M..., soldat au 62ᵉ de marche, blessé à Changé, le 10 janvier, par une balle qui fractura comminutivement l'extrémité
inférieure de l'humérus droit et pénétra dans l'articulation.
Les symptômes inflammatoires se montrèrent si violents et
les désordres étaient tels, que l'amputation fut jugée indispensable. Elle fut pratiquée, le 18 janvier, par la méthode
circulaire. Quelques jours après, le moignon se gangrena à
la partie antérieure et sur une assez grande étendue.

Le sphacèle s'était limité, les escharres étaient presque complètement tombées, les bourgeons charnus superbes, l'état général excellent, lorsque, le 2 février, apparurent les premiers symptômes du tétanos. Il débuta par un trismus très douloureux avec difficulté dans la déglutition, suivi bientôt d'un opisthotonos des plus pénibles. La fièvre survint, accompagnée d'insomnie. La plaie devint blafarde, douloureuse, et peu à peu les parties molles se rétractèrent vers l'épaule. Les muscles du cou et du moignon de l'épaule étaient également atteints de contractions tétaniques.

Le chloral fut donné d'abord à la dose de 4 grammes, puis de 6, et enfin de 7 grammes. Ce médicament amena, dès le début, un sommeil paisible. L'appétit revint, la fièvre céda ; mais le tétanos ne disparut que le 25 février. Le chloral fut administré régulièrement pendant toute cette période de vingt-trois jours.

Au bout de ce temps, nous fûmes obligés de resequer la portion d'os saillante longue de 4 à 5 centimètres, et gênant la cicatrisation. Quand nous avons laissé ce blessé, le 19 mars, la plaie était presque fermée et l'état général était excellent.

Depuis, nous avons revu M... à l'ambulance du Petit-Fresquet (Bordeaux, 15 mai) ; il nous raconte qu'une rondelle d'humérus nécrosé est tombée il y a quelque temps. La plaie est réduite à un simple bourgeon charnu. État général des plus satisfaisants. Polysarcie des opérés.

La *pourriture d'hôpital* ne s'est, à proprement parler, montrée qu'une seule fois ; nous allons en donner l'observation. Cependant, à l'époque même où ce cas se développa, un blessé dont nous avons déjà raconté l'histoire en eut quelques points isolés, et plusieurs plaies présentèrent, pendant un certain nombre de jours, un aspect blafard qui ne laissait pas de nous inquiéter. Le perchlorure de fer eut bientôt raison de toutes ces complications.

Heureusement pour nos blessés, ceux d'entre eux qui furent le plus sérieusement atteints étaient déjà isolés dans des maisons particulières, et dès l'apparition de la pourriture, nous prîmes les précautions nécessaires pour empêcher tout rapport médiat ou immédiat entre eux et leurs compagnons. Nous pûmes ainsi empêcher la maladie de se propager, comme elle l'a fait malheureusement trop souvent dans les hôpitaux pendant cette guerre. A cette époque, il y avait, en particulier, un très grand nombre de cas de pourriture d'hôpital dans les ambulances du Mans.

Fracture du coude. — Resection. — Pourriture d'hôpital. — Infection purulente. — Mort. (Notes recueillies par M. Dus-sutour.)

Ch..., du 37ᵉ de marche, reçoit au combat de Changé, le 10 janvier, une balle qui entre à la partie inférieure et sur le bord externe de l'avant-bras droit, et vient sortir un peu au dessus et en dehors de l'olécrâne. Nous l'examinons attentivement, et nous reconnaissons que la balle a glissé le long du radius sans briser cet os et a fracturé l'extrémité inférieure de l'humérus. Nous pensons que l'amputation n'est pas indispensable, et que la resection suffira.

Une incision est faite sur le bord externe de l'articulation; elle comprend, dans son étendue, l'ouverture de sortie de la balle. Nous trouvons l'extrémité inférieure de l'humérus réduite en plusieurs fragments, et l'olécrâne un peu entamé sur son bord externe. Les esquilles sont enlevées, les surfaces régularisées; nous nous assurons que, suivant le diagnostic, le radius est complètement indemne, et que la balle a glissé sur lui dans toute sa longueur. (Pansement à plat. Gouttière métallique.)

Les jours suivants, Ch..., qui a été transporté de suite après l'opération dans une maison particulière où il est seul et où on lui prodigue les soins les plus assidus, Ch... marche rapidement vers la guérison. Un mois après, alors que la plaie était réduite à de très petites dimensions, quelques points de pourriture d'hôpital apparaissent. C'était le premier cas que nous observions sur nos blessés. En peu de jours, la cicatrice est envahie, et sur un point une ulcération la détruit en profondeur. Des applications quotidiennes, soigneusement faites, de teinture d'iode pure viennent à bout de cette complication.

L'état général s'était assez bien maintenu, et nous reprenions espoir, quand surviennent des frissons intenses et de longue durée se répétant plusieurs fois dans la même journée. La plaie pâlit, les bourgeons s'affaissent, la suppuration diminue et change de nature; les forces diminuent rapidement, le faciès est profondément altéré, le délire survient, et Ch... meurt huit jours après d'une infection purulente très caractérisée.

Nous n'avons eu qu'un seul cas d'*infection purulente*, c'est celui que nous venons de consigner. Au reste, nous devons dire que cet accident a été de beaucoup le plus rare pendant toute la campagne. C'est ce qui résulte de tous les renseignements que nous avons pu recueillir auprès des médecins militaires avec lesquels nous avons été en rapport; et aussi de ce que nous avons observé nous-mêmes.

Nous devons encore signaler, parmi les complications curieuses présentées par les blessés :

Un cas de plaie artérielle;

Trois cas de plaies des nerfs;

Un cas de plaie intestinale, survenue comme complication d'une fracture comminutive de cuisse.

Nous donnerons en quelques lignes ces intéressantes observations.

Séton du bras droit. — Plaie de l'artère humérale. — Ligature de l'axillaire. — Hémorrhagies secondaires. – Ligature des deux bouts de l'artère dans la plaie. — Anémie progressive. — Mort. (Notes recueillies par M. DESCOMPS.)

O..., du 62ᵉ de ligne, est blessé le 10 janvier, à Changé, par une balle qui le frappe au bras droit, un peu au dessus du tiers supérieur, et est sortie en arrière dans l'épaisseur du biceps, à peu près vers le tiers inférieur, au moment où il armait son fusil. Le projectile est entré à la partie antéro-interne du bras, en dedans du biceps.

O... est transporté à l'ambulance; il n'y a pas de fracture, pas de phénomène du côté des nerfs, l'écoulement du sang est peu abondant, bien que le lieu et la direction de la blessure eussent à première vue fait craindre une lésion de l'artère brachiale ou des nerfs du bras. On pense donc que la balle a dû passer très près de ces organes, mais les a épargnés. La plaie, pansée à la charpie sèche, se comporte comme un simple séton; au bout de peu de jours elle se déterge et une suppuration abondante et de bonne nature s'établit.

Le 20 janvier, vers minuit, une hémorrhagie abondante se déclare, l'écoulement de sang a lieu par le bout inférieur; quelques bourdonnets de charpie introduits dans la plaie et un bandage compressif suffisent pour l'arrêter. Le blessé, interrogé avec soin sur les phénomènes qui ont précédé ou accompagné cet accident, nous dit avoir éprouvé un frisson une demi-heure environ avant de s'apercevoir de l'hémor-rhagie qui a été, du reste, très rapide. Instruits par l'expé-rience puisée dans quelques autres observations, nous nous prémunissons contre le retour possible de cette hémorrhagie sous l'influence paludéenne, et nous donnons 1 gramme de sulfate de quinine.

Le lendemain, le bras, l'avant-bras et la main sont un peu tuméfiés; nous ne touchons cependant pas au pansement : pas d'hémorrhagie, mais léger frisson pendant la nuit. On continue le sulfate de quinine à 0gr75. Le 23, à minuit, hémorrhagie très abondante, arrêtée facilement par un bandage compressif et quelques boulettes de charpie imbibée de perchlorure de fer. Le 24, à minuit, nouvelle hémorrhagie ; cette fois, on arrive assez tôt pour reconnaître que le sang est rutilant. On est obligé, pour l'arrêter, de bourrer la plaie de charpie imbibée de perchlorure de fer et d'appliquer un bandage très exactement compressif. Les craintes du premier jour étaient donc fondées : la balle a dû léser soit l'humérale, soit une de ses grosses branches, et l'extrémité contuse de l'artère ayant été sans doute entraînée par la suppuration, rien ne vient empêcher le sang de s'épancher hors de ce vaisseau.

Deux lignes de conduite se présentent à nous : ou bien aller dans la plaie à la recherche de l'artère divisée, ou bien lier l'axillaire dans le creux de l'aisselle. Nous nous décidons pour ce dernier parti. La plaie est, en effet, anfractueuse, recouverte d'une escharre produite par le perchlorure de fer; de plus, nous ne savons pas quel est au juste le vaisseau divisé, l'opération serait sans doute longue, difficile, et surtout occasionnerait au malade une nouvelle perte de sang et des douleurs qu'il ne pourrait supporter. Notre pauvre blessé est en effet dans un tel état d'épuisement qu'il tombe deux fois en syncope pendant qu'on le transporte dans la salle d'opération, et que nous sommes obligés, malgré ses prières, de renoncer à l'emploi du chloroforme.

La ligature de l'axillaire est pratiquée au lieu d'élection, dans le creux de l'aisselle; elle est faite complétement à blanc. (Pansement à la charpie sèche; un bandage roulé légèrement compressif est appliqué sur tout le membre.) Régime : viande rôtie; bouillon; vin vieux; potion à l'alcool et au quinquina.

Dans la journée et les jours suivants le blessé se relève; il mange un peu, les couleurs et les forces reviennent. Dans la nuit du 27 au 28, une petite hémorrhagie a lieu, qui vient renouveler nos craintes. Nous donnons de nouveau du sulfate de quinine à la dose de 0,75, et nous insistons sur le régime. Cependant, deux petites hémorrhagies ont lieu les jours suivants; le blessé ne mange presque plus et se décourage. Enfin, une quatrième hémorrhagie depuis la ligature a lieu le 5 février, vers une heure de l'après midi. La veille, il nous avait semblé sentir les battements de la radiale.

En présence du rétablissement de la circulation (le membre était chaud et ne présentait pas de point de sphacèle) et de la persistance de l'hémorrhagie, nous nous rattachons à l'idée que c'est l'humérale elle-même qui a été blessée et qui fournit le sang par son bout inférieur. Dans tous les cas, il faut intervenir et rapidement, car le blessé, exsangue, semble n'avoir pas une heure à vivre. Deux partis se présentent à nous : désarticuler l'épaule ou bien aller à la recherche de l'artère dans la plaie. Tout est préparé pour la première de ces opérations, mais, fidèles à notre ligne de conduite, nous voulons, avant de sacrifier le membre, tenter la seconde qui permettrait de le conserver.

Une incision de 15 centimètres est pratiquée sur le trajet de l'humérale; elle permet de découvrir l'artère du premier coup dans toute sa longueur. Nous voyons alors sur le milieu de ce vaisseau un anévrysme diffus qui est bientôt débarrassé de ses caillots et laisse à nu l'artère incomplétement divisée; une forte encoche l'intéresse sur une étendue de 4 centimètres dans le sens de sa longueur, ne laissant qu'une petite bande des tuniques, petite bande qui maintient les deux bouts de l'artère et les empêche de se rétracter. Nous avons sous les yeux l'explication de l'hémorrhagie, et nous pouvons empêcher son retour en liant l'artère de part et d'autre de sa blessure. C'est ce que nous faisons aussitôt en ayant soin de diviser le petit lambeau des tuniques artérielles, cause de si nombreux accidents. L'opération n'a occasionné qu'une très légère perte de sang, mais celui-ci est si fluide qu'il s'écoule en nappe des lèvres de l'incision. Nous faisons un pansement avec de la charpie imbibée de perchlorure de fer dilué, et nous appliquons un bandage modérément serré.

Un litre de vieux cognac et deux bouteilles de bordeaux sont administrés pendant les vingt-quatre heures qui suivent l'opération. Il y a alors un peu de réaction ; cependant, les jours suivants, le malade ne se relève pas, il est toujours pâle et abattu, il faut l'obliger à prendre du bouillon et du vin. Le 8, quelques points de sphacèle apparaissent sur la face dorsale de la main ; ils s'étendent peu à peu, en même temps l'état général va s'aggravant. La bouche et le pharynx sont envahis par le muguet, dès lors le malade refuse de se nourrir : il est dans un subdélirium presque continuel. Il s'éteint enfin le 15 février.

Lésion du nerf sciatique poplité externe. — Névralgie consécutive. — Injections de morphine. — Guérison. (Notes recueillies par M. Bossuet.)

B..., des mobilisés de Nantes, blessé le 11 janvier, à Champagné, a eu la cuisse droite traversée par une balle, à 10 centimètres à peu près au dessus du genou, et en arrière du fémur. Au moment où il est frappé, B... éprouve une douleur fulgurante extrêmement vive dans la jambe et le pied. Il ne peut se relever et est transporté dans une maison où on lui fait un pansement simple (Charpie sèche et simple bande.) Un peu revenu à lui, ce blessé, qui est fort intelligent, s'aperçoit dès le jour même que le côté externe de sa jambe et la face dorsale du pied sont complétement insensibles, tandis que la face interne de la jambe et la plante du pied ont conservé leur sensibilité normale.

Cette anesthésie persiste les jours suivants pendant que la plaie, qui est des plus simples, marche rapidement vers la guérison. Au bout d'une quinzaine de jours, quand la cicatrisation commençait à se faire, B... éprouve quelques douleurs, quelques élancements dans la partie anesthésiée. Ces phénomènes, d'abord passagers, se reproduisent chaque jour plus souvent et deviennent d'autant plus pénibles que l'état de la plaie semble être plus satisfaisant, jusqu'à ce qu'enfin une douleur persistante occupe tout le côté externe de la jambe et du pied, et ne laisse au blessé aucun moment de repos. Rien à noter du côté du mouvement.

B... est évacué en cet état à Changé, le 1ᵉʳ février. Nous lui donnons aussitôt un lavement fortement laudanisé et chloroformisé, qui ne calme que fort peu les phénomènes douloureux. Le 10, une injection hypodermique, au moyen de la seringue de Pravaz, de 1 centigramme de chlorhydrate de morphine amène un soulagement presque immédiat. Son effet persiste jusqu'au 15 mars; ce jour-là les douleurs reparaissent, mais sont cependant beaucoup moins vives. Nouvelle injection de 2 centigrammes après laquelle les douleurs ne reparaissent plus. B... remarque toutefois que la sensibilité n'est pas aussi nette sur la face externe que sur la face interne de sa jambe. La plaie est complétement cicatrisée. Tous les mouvements du pied et de la jambe étaient libres.

Lésion du nerf cubital. — Névralgie. — Paralysie. — Guérison.
(Notes recueillies par M. Bossuet.)

P..., de la 1ʳᵉ compagnie des tirailleurs girondins, a le bras droit traversé par une balle, pendant le combat de Champagné, le 11 janvier. Le séton produit par le projectile passe

en arrière de l'humérus, à quelques centimètres au dessus de
l'articulation du coude. Au moment de la blessure, l'avant-
bras est brusquement fléchi sur le bras, et une vive douleur
le parcourt jusqu'à l'annulaire et au petit doigt. Hémorrhagie
assez abondante qui s'arrête spontanément. (Pansement le
soir même à la charpie sèche.)

Les jours suivants, on constate que tous les muscles
innervés par le cubital sont complétement paralysés, en
même temps la face interne de l'avant-bras et la moitié
interne de la main, le petit doigt et l'annulaire sont insensibles. Cette région est le siége d'une transpiration abondante;
l'impression du froid est seule très douloureuse dans toute
cette région. La plaie, qui est fort simple, marche rapidement vers la guérison sans qu'il en résulte aucun changement dans l'état local.

Le blessé est évacué sur Changé le 6 février; nous constatons l'inertie des muscles et l'insensibilité des téguments
auxquels se distribue le cubital, ainsi que l'amaigrissement
et l'abaissement de température de ces parties. La plaie est
à peu près cicatrisée, et en quelques jours elle se ferme
complètement.

Des frictions un peu rudes et des liniments excitants
finissent par amener une légère amélioration; les mouvements et la sensibilité commencent à reparaître quand le
blessé est évacué sur le Mans. Nous pouvons ajouter que P...,
qui est de Bordeaux, est actuellement à l'ambulance du
Petit-Fresquet, où le Dr Azam l'a soumis à un traitement
par l'électricité. Sous l'influence de cet agent thérapeutique
puissant, que nous n'avions malheureusement pas à notre
disposition pendant la campagne, la guérison est aujourd'hui
à peu près complète. Il ne reste que de l'inertie du petit
doigt, de l'insensibilité et de la transpiration sur le côté
interne de la main.

La troisième plaie nerveuse était une *section complète du radial au bras*. Ce blessé ne put être suivi; il s'échappa dès les premiers jours pour regagner les lignes françaises.

Fracture de cuisse. — *Anus contre nature.* — *Mort.* (Notes recueillies par M. Ducourneau.)

S..., du 1er bataillon de chasseurs à pied, est blessé le 11 janvier au combat de Changé, pendant la retraite. Il tombe frappé d'une balle à la partie supérieure et externe de la cuisse gauche. Une hémorrhagie abondante a lieu aussitôt, mais S..., ne pouvant se soulever, est obligé de demeurer couché sur la neige, et le froid arrête l'écoulement de sang. Deux heures après, les Prussiens, maîtres du champ de bataille, relèvent les blessés et transportent S... dans une maison où il est soigné plusieurs jours par un simple infirmier.

Le 20, il est évacué sur l'ambulance, à Changé, et l'on constate l'état suivant : la balle a pénétré à la partie supérieure et externe de la cuisse gauche, elle a fracturé le fémur, puis elle s'est perdue, car il n'y a pas de trou de sortie, et il est impossible de la retrouver par l'exploration la plus minutieuse. Le blessé affirme que l'ennemi se trouvait en contre-bas de la position qu'il occupait au moment où il a été frappé, ce qui donne à craindre que la balle ne soit allée jusque dans l'abdomen. Il n'y a cependant aucun phénomène qui puisse faire craindre quelque complication de ce côté. La fracture du fémur est comminutive, et le fragment inférieur fort aigu fait sous la peau une saillie très prononcée. On applique avec soin un appareil de Scultet, une extension graduelle ayant permis une adaptation à peu près parfaite des fragments. Une suppuration fort abondante s'établit; tous les deux jours on applique sur la plaie un vaste gâteau de charpie.

Tout semblant aller pour le mieux, et le malade se plaignant depuis deux jours seulement d'un peu de diarrhée, on procède, le 9 février, à un examen complet de la blessure, et l'on enlève l'appareil de Scultet qui doit être remplacé par un appareil plâtré. On constate un commencement de consolidation, car le membre abandonné à lui-même n'a plus de tendance au raccourcissement, et les mouvements, bien que possibles au niveau de la fracture, ne sont plus aussi étendus. Mais, pendant que nous faisons ces remarques, nous voyons le pus, qui s'écoulait assez abondamment par la plaie, être tout à coup remplacé par un flot de matières fécales très fluides. Les craintes que nous avait fait concevoir et exprimer la direction de la blessure se sont malheureusement réalisées, et devant cet accident nous diagnostiquons une blessure du rectum ou de la fin du colon.

Malgré tout, nous appliquons un appareil plâtré dans lequel une vaste fenêtre est ménagée au niveau de la blessure. On prescrit en outre au blessé une potion fortement astringente, avec laudanum, 40 gouttes, extrait de ratanhia, 4 grammes. Sous l'influence de cette médication, la diarrhée se calme un peu, mais malgré cette amélioration, qui n'est du reste que passagère, l'écoulement de matières fécales continue par la plaie, et le malheureux blessé, qui ignore complètement son état et se méprend sur la nature du liquide qui inonde son pansement, se croit constipé et nous réclame des évacuants. Vers le 20 février, la diarrhée, d'abord calmée, devient beaucoup plus abondante, en même temps appararaissent des accès de fièvre intermittente; le malade s'épuise peu à peu et finit par s'éteindre dans le marasme, le 20 février.

La nécropsie permet de reconnaître qu'il y avait eu un commencement de consolidation entre la plupart des esquilles, et fit reconnaître le trajet de la balle qui, après avoir brisé le fémur, était entrée dans le petit bassin, puis, passant entre le sacrum et le rectum, avait perforé celui-ci et était allée se perdre dans la fosse iliaque droite. Jamais le blessé ne s'était plaint de douleur dans cette région.

Les complications pulmonaires ont été beaucoup plus rares qu'on ne pourrait le croire, en songeant aux rigueurs excessives de l'hiver que nous venons de traverser et à la position de nos blessés, dont un bon nombre était simplement couché sur de la paille. Il est vrai que nous leur avons distribué en grande quantité des vêtements de laine, chemises, caleçons et gilets. Aussi, à part des bronchites assez fréquentes, mais sans gravité, et les trois cas de pneumonie traumatique que nous avons signalés à propos des plaies pénétrantes de poitrine, nous n'avons observé qu'une seule fois une complication pulmonaire sérieuse. En voici la relation.

Fracture du bras. — Désarticulation de l'épaule. — Pneumonie. — Mort.

M..., soldat au 62e de marche, a eu le bras gauche fracturé par une balle. Celle-ci, entrée au niveau du tiers supérieur du membre, entre le deltoïde et le biceps, est sortie en arrière, à la hauteur de la tête de l'humérus, ce qui s'explique par ce fait que M..., au moment de la blessure, allongeait le bras pour mettre son fusil en joue. La fracture est comminutive. Cependant nous tentons la conservation au moyen d'appareils appropriés. Pansement à la charpie sèche.

Au bout de quelques jours, une suppuration des plus abondantes s'établit; le blessé dit éprouver de vives douleurs dans tout le membre; la crépitation extrêmement abondante que l'on perçoit dès que l'on touche le membre, nous indiquant la présence de nombreuses esquilles, nous nous décidons à faire la resection de l'humérus. Le lieu de la blessure et sa direction nous faisant également craindre une fracture de la portion articulaire, nous nous tenons prêts à une resection, non seulement du corps, mais même de la tête de l'os.

Le blessé étant chloroformé, une longue incision est conduite par la plaie antérieure, entre le biceps et le deltoïde; nous tombons aussitôt sur un vaste foyer dont il est facile d'extraire plusieurs esquilles de différente grosseur. Nous reconnaissons alors que la portion supérieure de l'humérus est gravement atteinte; les tubérosités sont broyées et la fracture s'étend jusqu'à la tête humérale. Celle-ci sera donc sacrifiée. Reste la partie inférieure; mais nous nous apercevons que celle-ci est loin d'être saine, elle est taillée en biseau à une assez grande distance par une longue esquille, et présente, en outre, deux autres fêlures dont nous ne pouvons apprécier l'étendue. Séance tenante, nous décidons qu'il y a lieu de sacrifier le membre tout entier, et nous pratiquons la désarticulation par la méthode de Larrey, en profitant de notre première incision. Quatre ligatures, suture à point passé avec du fil ciré, drain, pansement à la charpie sèche. Pendant douze jours, tout va pour le mieux; le pansement est renouvelé tous les trois jours, la plaie a très bon aspect, la suppuration est franchement établie. La peau, qui avait été rapprochée avec soin le long de l'incision supérieure, est déjà adhérente. Au cinquième pansement, M... s'aperçoit qu'il a de la vermine, et plus soucieux de sa propreté que de sa santé, il se dépouille de tous ses vêtements, les fait emporter par l'infirmier, et demeure dans un état de nudité complète une partie de la journée et toute la nuit suivante sous le simple abri de sa couverture.

Nous ne nous apercevons que le lendemain de cette imprudence; nous y remédions aussitôt en donnant à notre

opéré un caleçon, une chemise et un gilet de laine, mais il
était trop tard. Le soir même, un frisson violent, des vomissements, un point de côté extrêmement douloureux, nous
annonçaient une complication thoracique. Bientôt nous
constations une pneumonie de tout le poumon droit. Vésicatoires, kermès, quinquina, alcool, furent employés tour à
tour, mais en vain ; notre malheureux blessé succomba
le 14 février. Pendant l'évolution de la pneumonie, un travail
de résorption avait complètement détruit la cicatrisation déjà
avancée de la blessure.

Le 18 mars, il ne nous restait plus qu'une vingtaine de
blessés ; nous les confiâmes : partie au Dr Fournier, de
Parigné-l'Évêque ; partie à des ambulances privées du Mans,
qui avaient mis des lits à notre disposition.

Qu'il nous soit permis de témoigner toute notre reconnaissance aux administrations de la Mairie et de la Préfecture
et à la Société de secours aux blessés du Mans, qui, pendant
tout notre séjour dans le département de la Sarthe, nous
ont soutenus avec une bienveillance constante, un zèle, un
dévouement, que rien ne pouvait fatiguer.

Pendant la première quinzaine de mars, nous avions
évacué peu à peu nos convalescents sur le Mans, d'où ils
étaient envoyés en congé dans leurs familles ; mais la plupart
de ceux qui n'avaient eu que de légères blessures, de simples
sétons des parties molles, n'avaient pas attendu jusque-là et
s'étaient échappés sous divers déguisements.

Nous devons ici rendre hommage au caractère généreux
d'un médecin prussien qui, pendant tout le temps de son
séjour à Parigné-l'Évêque, a fait preuve vis à vis de nos
blessés de véritables sentiments d'humanité, et a cherché,
autant qu'il était en son pouvoir, à nous venir en aide
pour soulager leurs souffrances. Que le Dr Skrzeczka, profes-

seur de médecine légale à l'Université de Berlin, reçoive l'expression de notre sincère gratitude.

Mortalité générale. Pendant notre station dans le département de la Sarthe, nous avons eu à donner des soins à 408 blessés, sur lesquels 32 ont succombé, soit aux suites naturelles de leurs blessures, soit à des opérations reconnues indispensables, soit à des complications accidentelles, ce qui donne la proportion de 1 mort pour 12,75 ou 7,84 pour 100.

Si maintenant nous récapitulons les chiffres que nous avons établis plus haut, nous voyons que l'Ambulance girondine a eu à donner ses soins :

	Malades.	Blessés.
A Mehun..	382	2
A Château-Renault........................	7	60
A Changé, Parigné, Champagné et le Mans.	»	409
Total général..........	860	

dont 389 malades et 471 blessés.

En outre, l'Ambulance girondine s'est chargée des malades civils de la commune de Changé qui, malgré son étendue, n'a pas de médecin. Le plus proche se trouve éloigné de 8 kilomètres.

C'est ainsi que 211 malades civils ont reçu 1,096 visites. Ce grand nombre de malades constituait pour nos blessés un véritable danger, surtout si l'on songe que beaucoup d'entre eux étaient atteints de maladies contagieuses. Nous avons compté, en effet :

Variole...........................	56 cas.
Scarlatine	19
Rougeole	15
Fièvre typhoïde	5

Malgré cette constitution médicale déplorable, aucun de

nos blessés n'a été atteint par l'une des affections mentionnées ci-dessus. C'est là un fait qu'il importe de signaler.

Dans cette clientèle civile, nous avons eu à pratiquer trois accouchements ayant donné deux garçons et une fille. Deux fois nous avons eu affaire à des positions occipito-iliaque gauche antérieure; dans le troisième cas, à une position occipito-iliaque droite postérieure. Ici, l'accouchement n'avançant pas et n'ayant pas de forceps à notre disposition, nous dûmes avec la main faire exécuter à la tête une rotation qui ramenât l'occiput en avant. La femme était heureusement multipare, l'opération réussit facilement, et l'accouchement se termina très rapidement. Les trois enfants ont vécu, les mères se sont parfaitement rétablies.

Le nombre de décès, sur ces malades civils, a été de 11, dont 4 par variole hémorrhagique, ce qui, pour le nombre total de 211, donne la proportion 1 sur 19,18 ou 5,21 pour 100.

Ajoutons, enfin, que la pharmacie de l'Ambulance était ouverte tous les jours à la population civile, de quatre heures à six heures du soir, et les médicaments distribués gratuitement suivant les ordonnances des chirurgiens.

Nous voici arrivés à la fin de notre tâche, nous avons relaté le plus fidèlement possible les principaux événements de notre campagne; nous avons consigné le résultat de nos observations, mais nous ne saurions terminer sans payer une dette sacrée.

Au nom de tout le personnel médical de l'Ambulance, nous devons à la mémoire de notre cher et regretté directeur, M. Francis de Luze, un juste tribut de reconnaissance. Il est mort dans l'accomplissement de la mission de charité qu'il s'était généreusement imposée. L'exemple de cet homme de bien ne sera pas perdu pour nous.

Son adjoint et successeur, M. Adolphe Labadie, a droit, lui aussi, à nos affectueux remercîments. Administration, rapports extérieurs, subsistances, telle était l'importante charge qu'ils s'étaient réservée, et dans laquelle ils ont montré le dévouement le plus soutenu et le plus élevé. Grâce à eux, nous avons pu nous adonner tout entiers à la chirurgie. Comme ils ont eu une grande part de la peine, à eux doit revenir une grande part de l'honneur, si vous jugez que l'Ambulance girondine a bien soutenu le drapeau de la patrie.

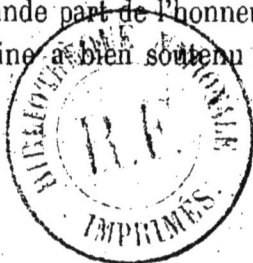

Bordeaux.—Imp. G. GOUNOUILHOU, rue Guiraude, 11.

Bordeaux. — Imp. G. GOUNOUILHOU, rue Guiraude, 11.

www.ingramcontent.com/pod-product-compliance
Lightning Source LLC
Chambersburg PA
CBHW071234200326
41521CB00009B/1472